Miguel Fuentes García

Té
Elixir de vida

Índice

TÉ

ELIXIR DE VIDA

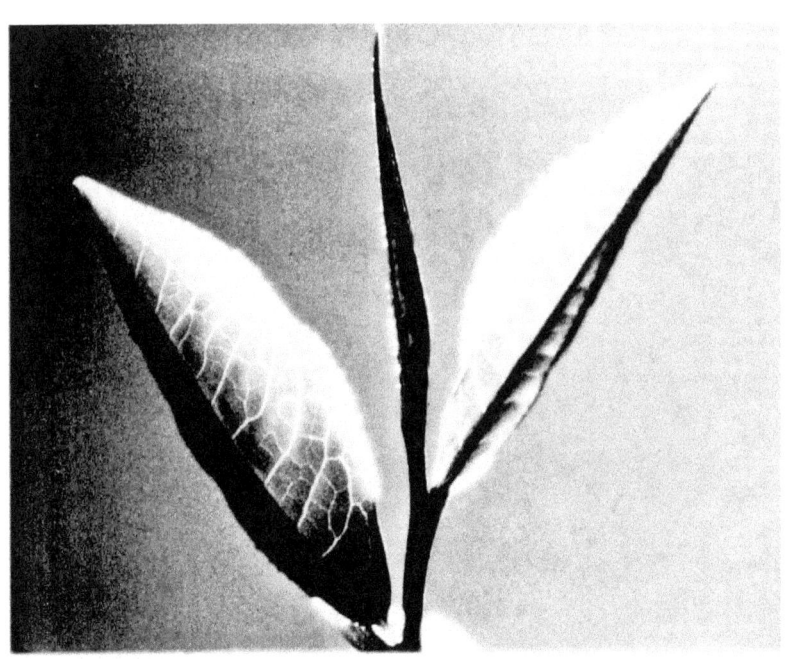

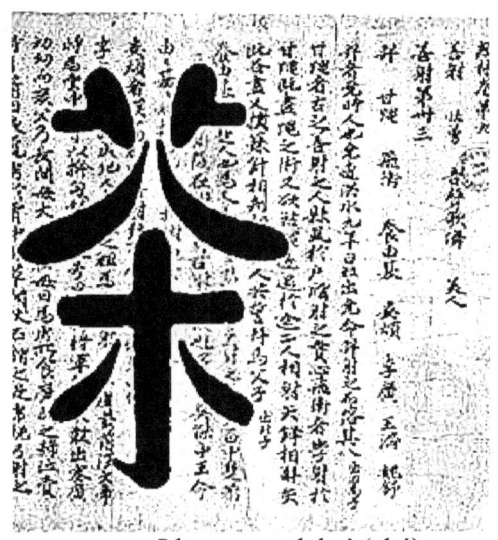

Ideograma del té (chá)

Historia del té

Cuenta una leyenda china que, estando el emperador Shen-Nung descansando junto a un árbol de té, una ligera brisa agitó las ramas y unas hojas fueron a caer al agua que estaba hirviendo. La infusión resultante le pareció deliciosa, refrescante y reconstituyente. Era el año 2737 a.C. y acababa de nacer el té.

El emperador ordenó que, durante su reinado, toda el agua destinada al consumo fuese previamente hervida con la finalidad de evitar la gran cantidad de enfermedades que contraían sus súbditos, debido a la mala potabilidad del agua.

En el siglo III a.c., médicos chinos recomendaban beber té para aliviar el dolor de cabeza, para aumentar la capacidad de concentración y para combatir la depresión.

El té se siguió tomando como infusión medicinal hasta el siglo III d.c. con hojas de árboles silvestres. La creciente demanda de esta infusión hizo que agricultores chinos plantaran arbustos y desecaran las hojas con la finalidad de disponer de suficientes hojas de té durante todo el año, y no solamente durante el periodo de brotación de la planta: fue el incipiente principio de la industria del té.

La disponibilidad de hojas de té en cualquier época del año hizo que su popularidad creciera rápidamente y el consumo no solo se restringiera al ámbito privado; posadas, tabernas y tiendas servían té en sus establecimientos. Durante la época de las seis dinastías (222-590 d.C.) este floreciente comercio hizo que artesanos alfareros, herreros y plateros empezaran a fabricar utensilios específicos para preparar y tomar esta infusión cada vez más de moda, que no solo se tomaba como medicina, sino también por placer y como acompañamiento o formando parte de las comidas. El cada vez mayor refinamiento de los utensilios para el té llegó a constituir un indicador del status social de sus propietarios.

Fue durante la dinastía Tang (616-907) cuando el té goza de mayor popularidad formando parte de la vida social y cultural: los poetas escriben poemas sobre la infusión de moda y el escritor Lu Yu escribe el *Cha Ching* o El Libro del Té, primer tratado sobre el té, con influencias de la filosofía Zen. En este libro Lu Yu hablaba del té de forma poética, de la planta y las plantaciones, la manufacturación y conservación de las hojas y de los utensilios para la correcta preparación de la infusión, sentando las bases de lo que luego se conocería como Cha-no-Yu, y que hoy la conocemos como "ceremonia japonesa del té".

Durante la dinastía Song la bebida del té forma parte de las costumbres del pueblo chino. El refinamiento de la porcelana como uno de los utensilios indispensables para tomar el té dio la fama, que aún hoy goza, a la porcelana china, en todo el mundo. En esta época se abrieron las primeras casas de té, algunas decoradas lujosamente y con servicios de té de la más fina porcelana, aunque estas casas no tenían buena reputación por lo que no era aconsejable visitarlas.

En 1644 china fue conquistada por los manchues estableciendo la dinastía Quing, que permanecería hasta el año 1912. Desde ese momento, en la manufacturación del té se usaron métodos para controlar la fermentación de las hojas dando lugar a variedades de té negro y oolong; estas nuevas variedades incrementaron el interés de otros países por el té que mezclados con especias, flores o frutas potenciaba el sabor de la infusión haciéndola más adecuada al gusto occidental. El té definitivamente se había convertido en una importante industria para China.

El té en Japón

Para los japoneses el té llego a China desde la India llevado por Bodhidharma; éste, al llegar a

China, se retiró a un monasterio en las montañas para meditar durante nueve años sin dormir, pero poco tiempo después quedo rendido por el sueño. Al despertar, disgustado, se cortó los párpados y los arrojó al suelo, al poco tiempo, en el lugar donde habían caído, brotó una planta y quien tomaba una infusión de hojas de esta planta permanecía despierto durante la meditación.

Las primeras semillas de té llegaron a Japón desde China en el año 729 porque un monje, Dengyo Daishi, que estuvo estudiando en China, las llevo y las plantó en tierras de Japón. El emperador Saga probó una infusión con hojas de la plantación del monje, y le gustó tanto que ordenó que se plantara té en sus tierras.

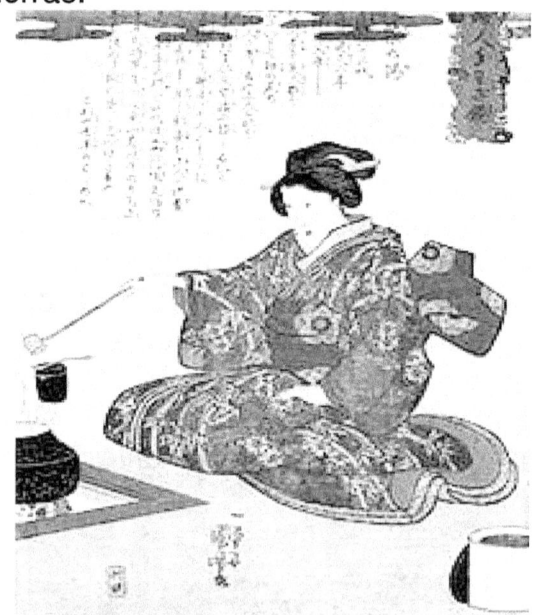

Ceremonia del té

El té por ser de procedencia China no era muy apreciado en Japón, posiblemente la ceremonia del té o Cha-no-Yu, una ceremonia compleja y de un refinamiento exquisito, incrementó el interés de los japoneses por el té.

La ceremonia, que puede durar hasta cuatro horas, se celebra en la cabaña del té: suele ser una sencilla cabaña de bambú y cañas instalada en un apartado rincón del jardín, libre de cualquier adorno o artificio, sólo alguna planta que recuerde la estación del año en que estamos celebrando la ceremonia será colocada en un rincón de la cabaña, y la puerta, de baja altura, con la finalidad de que los concelebrantes, no mas de cinco, al entrar agachen la cabeza en señal de humildad. Durante la celebración reinará un respetuoso silencio tan sólo perturbado por el sonido del agua hirviendo en la tetera de hierro o las breves palabras de agradecimiento del invitado de honor al recibir el cuenco con el té, y que será el primero en probar. Anfitrión y huéspedes tratan de alcanzar la armonía espiritual al compartir un cuenco (rakú) de té verde (matcha).

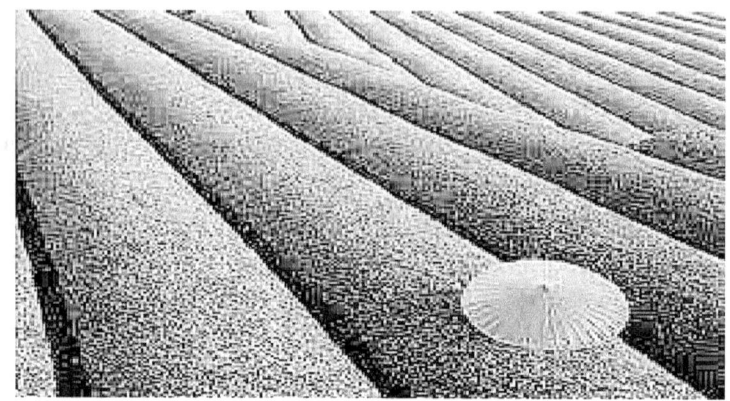
Plantación de té en Japón

Kakura Okakuzo en su *libro del té* escribió: Teismo es un culto basado en la adoración de lo bello entre los hechos sórdidos de la existencia cotidiana, el té es más que una manera de beber, es una religión del arte de vivir.

Sen no Rikyu llevó la ceremonia del té a su máximo florecimiento en relación con la ética y la estética. Es considerado el mayor maestro del té de su época, y se convirtió en maestro del té de Nobunaga, el señor feudal más poderoso de la época. Posteriormente, Rikyu trabajo para el sucesor de Nobunaga, Hideyoshi. Rikyu prefería los utensilios japoneses a los chinos. Junto al ceramista Rakú, desarrolló una nueva cerámica de té hecha a mano con una capa de laca negra o roja, sin ningún tipo de decoración, que reflejaba su interpretación del estilo Wabi. Sin embargo, debido a intrigas políticas Hideyoshi condenó a muerte al maestro Rikyu, aunque, debido a la amistad que les unía, le concedió el honor a morir de su propia mano.

El día destinado a su autoinmolacion, Rikyu invitó a sus principales discípulos a una última ceremonia del té. Terminada la ceremonia, Rikyu regala a cada uno un objeto como recuerdo; solo la taza que ha sido utilizada en la ceremonia es rota en mil pedazos. Los invitados dan su último adiós al maestro y salen de la habitación en silencio, solo uno, el más querido, le pide que se quede y sea testigo del final. Vestido con el kimono blanco, toma la daga fatal:

¡Sé bienvenida,
espada de la eternidad¡

Con una sonrisa en el rostro, el maestro Rikyu nos dejó.

El Té en Europa

A partir del siglo XVI, los conocimientos sobre el cultivo y las propiedades del té llegaron a Europa en boca de los misioneros cristianos y los navegantes. El comercio del té empezó cuando, en 1610, los holandeses lo llevaron a Ámsterdam. Al principio sólo se introdujo el verde. Desde Holanda, el comercio del té se extendió rápidamente a Italia, Francia, Alemania y Portugal. A Rusia se exportó desde china a través de la ruta de la seda.

Al tiempo que se exportaba el té, también se trajo a los mercados europeos la cara porcelana china. Las primeras tazas de té europeas no tenían asa, tal y como sigue siendo habitual en China y Japón en la Actualidad

Alemania

La primera mención del té en Alemania data de alrededor de 1650. Se supone que fue el médico holandés Cornelius Bontekoe, medico de cámara de Federico Guillermo de Brandenburgo, el que presentó el té en la sociedad alemana.

En un principio, debido a su elevado precio, el té solo estaba al alcance de la nobleza y de los círculos más acaudalados.

Las invitaciones del poeta Johann Wolfgang von Goethe al llamado *gran té* eran muy codiciadas. Johanna Schopenhauer, viuda del filosofo Arthur Schopenhauer, organizaba encuentros para tomar el té, en esos encuentros sociales, con coloquios y disertaciones, también se tocaba música y se pintaba. Finalmente, a principios del siglo XX el té se hizo accesible para la gente sencilla.

Inglaterra

Los holandeses llevaron el té a Inglaterra, donde se convirtió en la bebida nacional. La cultura del té fue introducida en la corte de la mano de la princesa Catalina de Braganza, hija del rey de Portugal y esposa de Carlos II de Inglaterra. La princesa llevó consigo a Inglaterra una cesta con el mejor té de China e inició a la sociedad aristocrática en el arte de beber té.

En 1669 los ingleses entraron a participar activamente en los negocios del té. Desde ese momento las importaciones pasaron a realizarse desde la Compañía de las Indias Orientales, fundada por ellos. Su monopolio en el comercio del té se mantuvo hasta 1833.

En los siglos XVIII y XIX el capital británico permitió sufragar grandes plantaciones de té en sus colonias.

La primera subasta de té tuvo lugar en 1834 en Mincing Lane, una calle estrecha y hasta entonces desconocida de Londres. En aquella época el trayecto entre el Pacífico y la costa inglesa se convirtió en un recorrido habitual para los capitanes de barco. El capitán, que después de largo trayecto en barco llegaba primero a tierra con un cargamento fresco, recibía un sustancioso premio en metálico.

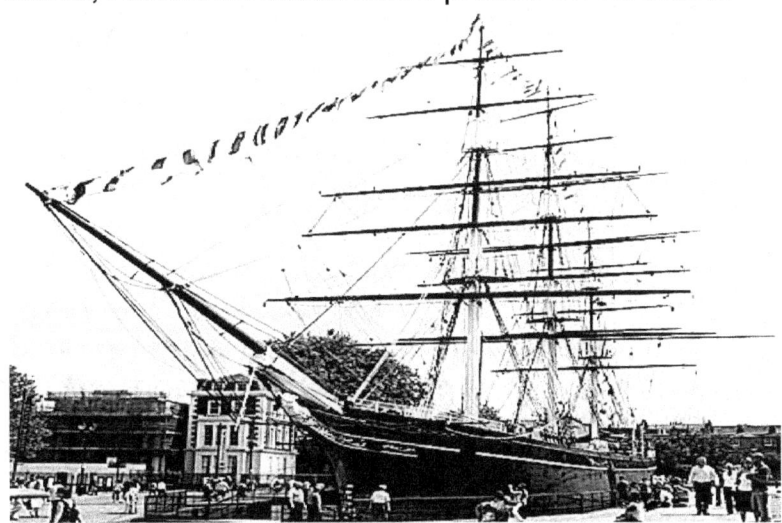

Cutty Sark uno de los últimos klippers trasportadores té, en el puerto de Greewic (Londres)

Francia

El té llega a Francia en el siglo XVII y se vendía como medicina para combatir la gota. En la época de Luís XIV llego a tener tanta aceptación como en Inglaterra. Hoy en día los salones de té de las calles y mercados parisinos son rincones donde pasar el rato, como alternativa a los cafés a los que más bien se va a tomar un café rápido apoyado en la barra.

Marcel Proust en su obra En Busca del Tiempo Perdido, en el primer libro, Por el Camino de Swan en el pasaje del té y la magdalena, describe como una taza de té y una magdalena, le hace descubrir sensaciones desconocidas y un estado de felicidad y bienestar que nunca había sentido hasta que tomo esa taza de té con la magdalena.

Hacía ya muchos años que no existía para mí de Combray más que el escenario y el drama del momento de acostarme, cuando un día de invierno, al volver a casa, mi madre, viendo que yo tenia frío, me propuso que tomara, en contra de mi costumbre, una taza de té. Primero dije que no, pero luego, sin saber por qué, volví de mi acuerdo. Mandó mi madre por uno de esos bollos, cortos y abultados, que llaman magdalenas, que parecen por molde una valva de concha de peregrino. Y muy pronto, abrumado por el triste día que había pasado y por la perspectiva de otro tan melancólico por venir, me lleve a los labios una cucharada de té en el que había echado un trozo de magdalena. Pero en el mismo instante en que aquel trago, con las migas del bollo, tocó mi paladar, me estremecí, fija mi atención en algo extraordinario que ocurrió en mi interior. Un placer delicioso me invadió, me aisló sin noción de lo que le causaba. Y el me convirtió las vicisitudes de la vida en indiferentes, sus desastres en inofensivos y su brevedad en ilusoria, todo del mismo modo que opera el amor, llenándose de una esencia preciosa; pero, mejor dicho, esa esencia no es que estuviera en mí, es que era yo mismo. Dejé de sentirme mediocre, contingente y mortal. ¿De donde podría venirme aquella alegría tan fuerte? Me daba cuenta que iba unida al sabor del té y del bollo, pero la excedía en mucho, y no debía de ser de la misma naturaleza. ¿de donde venia y que significaba? ¿Cómo llegar a aprehenderlo? Bebo un segundo trago, que no me dice más que el primero; luego un tercero, que ya me dice un poco menos. Ya es hora de pararse, parece que la virtud del brebaje va aminorándose. Ya se ve claro que la verdad que yo busco no está en el sino en mí. El brebaje la despertó, pero no sabe cual es y lo único que puede hacer es repetir indefinidamente, pero cada vez con menos intensidad, ese testimonio que no se interpretar y que quiero volver a pedirle dentro de un instante y encontrar intacto a mi disposición para llegar a una aclaración decisiva. Dejo la taza y me vuelvo hacia mi alma.

Marcel Proust

España

Uno de los países con el menor consumo de té de Europa es España. El consumo de café ha relegado al té a círculos muy reducidos. El más conocido es el té moruno por la influencia de las colonias que España tenía en África. Hasta finales de siglo XX que aparecen los primeros comercios especializados en té, este solo se conocía envasado en bolsitas, y es a partir de la aparición de estos comercios cuando el té se empieza a conocer en sus diferentes variedades, las cosechas y las mezclas aromatizadas. Un lento aumento del consumo de esta infusión se produce gracias a la divulgación que estos comercios hacen, tanto de las variedades, como de las propiedades beneficiosas de la planta y la correcta preparación de la infusión, El consumo de té en España crece año tras año y en un futuro estará a niveles europeos.

Rusia

A mediados del siglo XVII llego el té a Rusia desde Pekín atreves del desierto de Gobi y Siberia hasta llegar al Volga. Este viaje dio inicio a un comercio constante entre China y Rusia. Durante los meses de verano numerosas caravanas realizaban el trayecto entre China y Moscú. Se consideraba este té, conocido como el té de las caravanas, de mejor calidad que el que llegaba en barco, ya que era trasportado en húmedas y embreadas bodegas. Cuando en 1880 se creó una nueva línea ferroviaria, se pudo prescindir del transporte de té en camellos.

Actualmente en Rusia el té forma parte importante de la cultura rusa, con un alto consumo de esta infusión.

América

En 1650 los holandeses llevaron el té a Nueva Ámsterdam, actualmente Nueva Cork, a fin de que los habitantes de la ciudad se iniciaran en el consumo de la nueva bebida. Por aquel entonces solo se bebía té verde, enriquecido con muchas especias exóticas. Pronto, el brebaje fue tan apreciado que se empezaron a organizar las llamadas *Tea party,* o fiestas del té

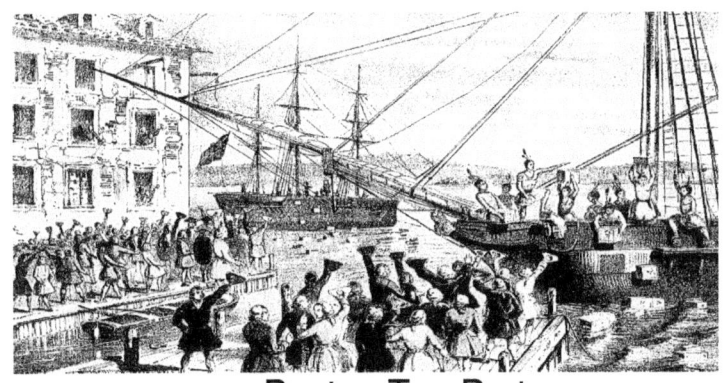

Boston Tea Party

Boston Tea Party

El inicio de la independencia estadounidense también tiene relación con el té. Cuando el parlamento británico gravó con un impuesto todas las mercancías que llegaban a las colonias, estas decidieron boicotear los productos británicos. El 16 de diciembre de 1773 miembros de una logia masónica disfrazados de indios abordaron tres barcos de puerto de Boston y lanzaron al mar más de 3.000 cajas de té de importación, para protestar contra el impuesto sobre el producto. Este acontecimiento histórico conocido como el *Boston tea party,* aceleró el camino de las colonias hacia la independencia. En 1884 Estados Unidos firmó un tratado comercial con China. Así, los estadounidenses pudieron abastecerse sin tener que depender de los británicos.

La planta del té
Cultivo y recolección

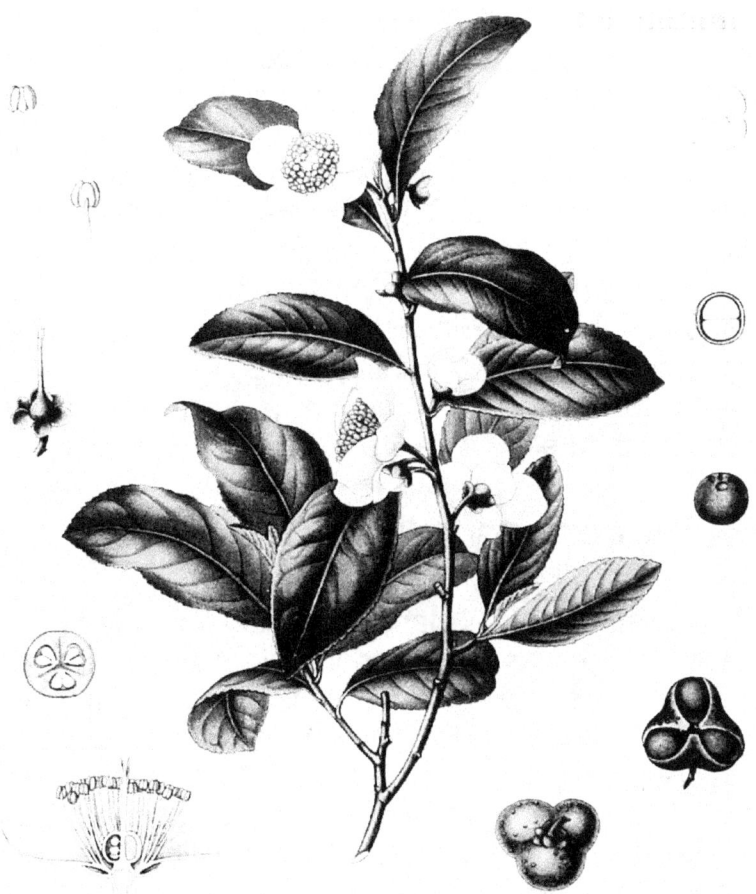

Camelia Sinensis

La planta del té pertenece a la familia de las camelias y originariamente se cultivaban dos especies: *Camelia sinensis* es una planta arbustiva, de hoja pequeña, resistente al frío y que crece en zonas altas. Aunque no se pode, no alcanza más de tres o cuatro metros de altura. La especie arboreoarbustiva descubierta en Assan (India) en 1830 y bautizada como *Camelia assamica* es una planta tropical y necesita mucho calor. Si no se poda, puede crecer hasta convertirse en un verdadero árbol de 15 ó 20 metros de altura. A partir de estas dos plantas originales se crearon muchos cruces. La hoja de la planta del té es de color verde brillante, y cuando es joven está cubierta de un fino vello de color blanco. Las flores son blancas o rosadas, y no se aprovechan para la infusión, los frutos también se desechan. El té se cultiva en regiones tropicales y subtropicales, en zonas altas entre los 600 y los 2.800 metros y excepcionalmente hasta 3.500 metros de altitud

Reproducción y cuidados

Originariamente la planta del té se reproducía mediante semillas o por acodo, mientras que hoy en día se prefiere la plantación de plantones seleccionados. Al cabo de un año se procede a la primera poda para que el arbusto crezca a lo ancho. Durante tres años las plantas se podan una y otra vez. Solo entonces alcanza su forma definitiva y se puede empezar a cosechar. La forma ancha y ampulosa del arbusto facilita el trabajo de las recolectoras, ya que las hojas superiores quedan justo a la altura de las manos.

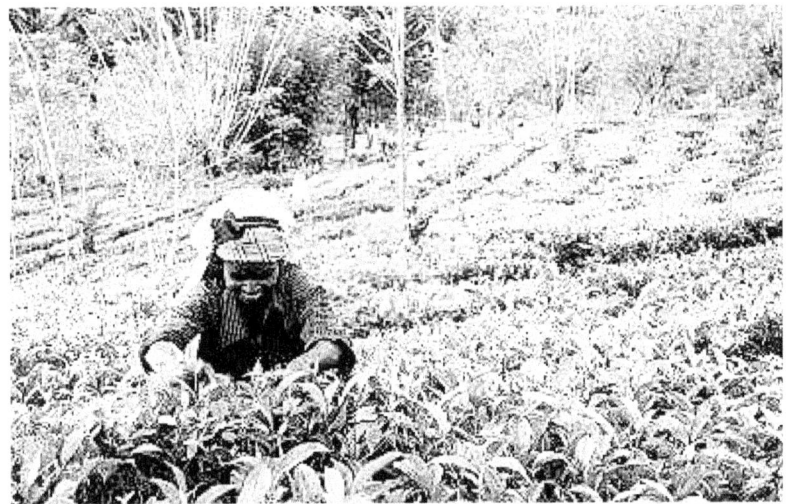

Plantación de té

La recolección

Aún en la actualidad, la recolección del té requiere mucho trabajo a mano. Antiguamente, cuando el té era una bebida reservada a las clases pudientes, se recolectaban plantas de té silvestres.

En las zonas tradicionales de cultivo, las hojas las recolectan a mano generalmente mujeres, en diferentes estadios a lo largo de la estación. Este trabajoso método permite la tradicional separación de la cosecha por calidades: hojas viejas, hojas tiernas y brotes, que a su vez se pueden clasificar en muchos grados distintos. Las recolectoras experimentadas recogen diariamente de 30 a 35 kilos de té fresco.

Tiempos de cosecha

El té se recolecta cuatro veces al año.
First flush (primera brotación): el primer periodo de recolección va desde marzo a mediados de abril, se considera la mejor cosecha, dando un té muy aromático y fresco.
In beetwin (entre tanto): de abril a mediados de mayo, es medianamente aromático.
Second flush (segunda brotación): es el té de verano, se recolecta de mayo a junio, tiene un aroma intenso y especiado.
Auntmnal (cosecha de otoño): se recolecta en otoño, octubre y noviembre, no se considera de los de mejor calidad, de sabor suave.

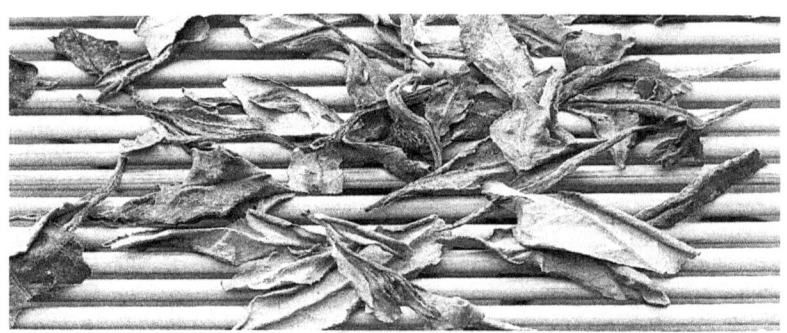

Hojas de té

Las plantaciones se clasifican según su altitud.

Low Grow son plantaciones con una altitud de máximo 600 metros sobre el nivel del mar.
Mid Grow altitud de 600 a 1.200 metros
High Grow de 1.200 a 2.300 metros se consideran las plantaciones que dan el té de la mejor calidad.

Tipos de cosecha

Imperial: Se toman solo la primera hoja del brote o yema (tip) más la segunda hoja, y son cogidas solo por la mañana que es cuando el brote tiene mayor concentración de polifenoles y de l-teanina. Es la de mejor calidad y tiene un elevado precio.
Fina: La yema y las dos hojas siguientes es una cogida de muy alta calidad
Mediana: La yema más las tres hojas que le siguen, es la de calidad inferior.

Graduación de hoja

Según el tamaño de hoja al té se le asigna una graduación. Como regla general, tanto para el té verde, negro, oolong, te rojo o té blanco esta graduación se basa sólo en el tamaño de los trozos de hoja, sin tener en cuenta la calidad.
Leaf: Té de hoja entera o semi entera, es el que mejor conserva las sustancias aromáticas de la planta.
Broken: Es el té de hojas rotas, y da una infusión más fuerte que el leaf debido a los numerosos puntos de rotura

Fannings: Se llama fannings a los trocitos que quedan después de tamizar las hojas, se utiliza para fabricar bolsitas de té

Dust: Es el té de molienda mas fina, se utiliza exclusivamente para las bolsitas de té.

Elaboración

Después de cosechar las hojas de té, dependiendo del proceso de secado y fermentación, obtendremos té verde, negro, Oolong, rojo o blanco.

Te verde

Las calidades más escogidas de té verde se recolectan cuidadosamente a mano y se preparan también manualmente. El método chino tradicional consiste en marchitar las hojas recién recolectadas, al fuego, en cazuelas de hierro. Este tratamiento destruye las enzimas que contienen las células, de manera que no se produce fermentación alguna.

El tratamiento de calor es el método principal en Japón; con la finalidad de evitar la fermentación de las hojas recién recolectadas se someten brevemente a la acción del vapor de agua o bien se sumergen en agua hirviendo, obteniendo así un té de gran calidad, muy apreciado por los entendidos en té verde.

Té verde

Calida y verde luna en el fondo de la taza,
luna viajera, que nació de una hoja
o brote, en el jardín de las camelias sin flor,
recogida por delicada mano de doncella,
en el valle a la sombra del Fujiyama .

Filosofo zen, en la humilde cabaña
de la ceremonia del té
y rey en los salones de la realeza.
Como marino aventurero, cruzas océanos
desde oriente hasta la vieja Europa
llevando aroma de juvenil clorofila.

Al principio eres herbal y dulce
para terminar amargo: como el amor
y la vida
estimulante calidez
en duros inviernos,
y en verano relajante y fresco
como el aire de la sierra.

Entre sorbo y verso
unimos para siempre,
tu sangre verde
con mi sangre roja.

Miguel Fuentes García

Te negro

El tratamiento clásico de las hojas de té recolectadas para la obtención de té negro se desarrolla en cuatro pasos: marchitado, enrollado, fermentación y secado

1. Marchitado: para que se marchiten las hojas recién recolectadas se extiende sobre rejillas alargadas y bajo la acción de ventiladores de aire caliente que aceleran el proceso. Las hojas pierden alrededor de un 30% de su humedad y quedan flexibles para el siguiente paso.

2. Enrollado: después del marchitado, las hojas, todavía verdes, se enrollan. La operación tiene por objeto romper las células de las hojas para que liberen los aceites esenciales de la planta; antes se hacía con las manos, pero hoy en día existen unas maquinas especiales muy sencillas.

3. Fermentación: las hojas enrolladas se extienden en mesas y se mantienen húmedas para que fermenten. La humedad y el oxigeno del aire modifican las características químicas de las hojas, liberando, en este proceso, las sustancias químicas del té.

4. Secado: este proceso detiene la fermentación en el momento deseado, que depende de la clase de té. Tras el secado se realiza la selección de las hojas con la maquina de tamizado vibratoria. Así se separan los diversos tamaños de hojas, el broken tea y los trozos más pequeños. En le caso de las calidades superiores, se añade una limpieza manual par eliminar pecíolos y fragmentos.

Hoy en día este método clásico (ortodoxo) sigue siendo el único que se aplica para elaborar té de hoja.

El método LTP

Las siglas LTP corresponden a *Lawrie tea processor*, una maquina bautizada con el nombre de su inventor en la que una cuchilla rotatoria corta las hojas de té en trocitos muy menudos. Al mismo tiempo se introduce aire frío en la maquina a fin de evitar que las hojas se calienten demasiado y el proceso de fermentación se inicie antes de tiempo. Finalmente las hojas troceadas caen de forma automática en unas bandejas de fermentación. Este método de producción sirve básicamente para los grados de *fannings y dust,* adecuados para la elaboración de bolsitas de té.

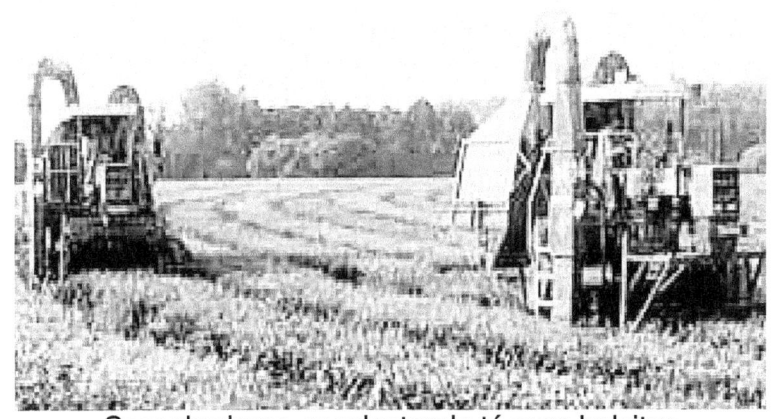
Cosechadoras recolectando té para bolsitas

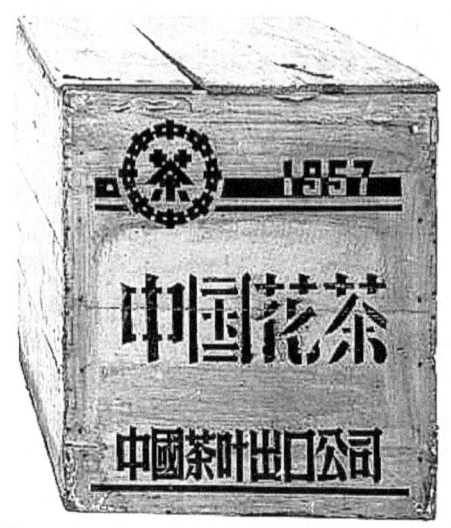

Tea chest, caja para trasportar el té

Clasificación del té negro de hoja

Orange Pekoe (OP)
Para elaborar este té se retuercen las hojas finas, como las de la parte superior más tierna del brote.
Flowery Orange Pekoe (FOP)
Té elaborado cuando la hoja superior no se ha desarrollado por completo, muy apreciado y que da lugar a una infusión clara y aromática.

Golden Flowery Orange Pekoe (GFOP)
Té de Darjeeling de extraordinaria calidad. Contiene una gran cantidad de yemas (tip).
Finest Tippy Golden Flowery Orange Pekoe (FTGFOP)

Este té es uno de los más caros y de mayor calidad por tratarse del que contiene mayor cantidad de yemas (tip).

Aclaración de los términos

Orange (O) significa *real, noble*
Pekoe (P) proviene del chino y significa *vello blanco.*
Flowery (F) significa *floral.* Es el nombre que reciben los tés elaborados con hojas muy jóvenes.
Golden (G) se refiere al té con cierta proporción de puntas doradas o *tip.*
Tip (T) se refiere a las hojas que debido a los pelillos blancos que las recubren tienen un brillo plateado.
Tippy es el término que designa el té con una elevada proporción de yemas o *tip.*

Té oolong
La fabricación del té oolong, también llamado té azul, consiste en dejarlo fermentar solo la mitad del tiempo que el té negro, después se procede al enrollado y secado de las hojas. Los oolong de mayor calidad proceden de Formosa (Taiwán), y es típico el sabor afrutado de estos tés, que dan una infusión muy aromática de color dorado y un sabor como a melocotón.

Té Blanco
Al igual que el verde también es un té sin fermentar, se cosecha cuando las yemas de la planta conservan los pelillos blancos que las recubren. Tiene un color plateado y es llamado el té de los emperadores; la variedad más común, Pai Mu Tan,

se puede encontrar en comercios especializados. Los de cosecha imperial, llamados agujas de plata, así como los High Grow, son extremadamente difíciles de encontrar y su precio es muy elevado. Últimamente se ha puesto de moda y es llamado el *té de las modelos* por su elevado poder antioxidante y bajo contenido en teina.

Té rojo (Pu-Erh)

Originario de la región de Yunnan, la fabricación del té rojo se considera uno de los secretos mejor guardados de china. Se cree que el proceso de fabricación se descubrió al querer conservar el té verde durante mas tiempo, sin que fermentara, enterrándolo en cavernas donde, al parecer, unas cepas bacterianas transforman el té verde dándole el aspecto rojizo terroso y las propiedades depurativas por las que es tan apreciado.

Existe cierta confusión con el té rojo: hay quien dice que es un té semifermentado, confundiéndolo con el oolong, o quien mantiene que es un té postfermentado. Solo se considera té rojo las siguientes presentaciones: Pu-Erh, en hojas sueltas, Beeng-Cha, en hoja prensado y Tou-Cha, también té en hoja prensado. Debemos desconfiar de otras presentaciones de té rojo.

Al contrario del té verde y blanco, a los que se les valora su frescura, el té rojo es apreciado por la mayor cantidad de años de envejecimiento. El llamado Pu-Erh de 60 años se considera el té más caro del mundo y, en estos momentos, es casi imposible de encontrar.

Países productores

China

Es la cuna del té y se cultiva en todas las provincias del centro y sur del país. Entre las del sur se encuentran Anhui, Fujian, Guangdong Guangxi, Zhuang, Guizhou, Hainan Dao, Henan, Hubei, Hunan, Jiansu, Shaanxi, Sicuani y Yunnan. El mejor té crece en zonas elevadas, entre los 1.500 y 2.300 metros.

La mayor parte de la producción de té china es de té verde; el té negro chino, que se caracteriza por ser muy aromático y suave, se elabora casi exclusivamente para le exportación

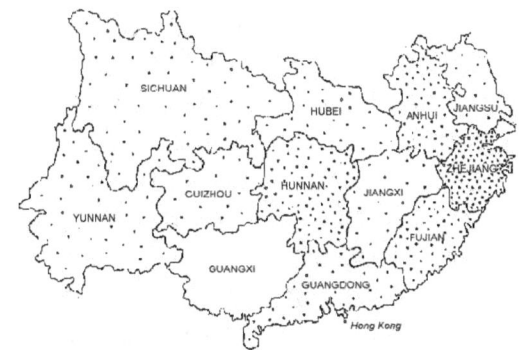

Zonas productoras de té en China

Formosa (Taiwán)

En Formosa, comercial y políticamente independiente de China, se cultivan, para ser elaborados, los tés semifermentados Oolong, de sabor entre el té verde y el té negro, y son considerados una especialidad de la isla, cuya primera recolección se inicia desde la segunda quincena de abril hasta la primera quincena de mayo. El té negro se elabora en su mayor parte en la región del lago Sun-Moon. En cuanto al té verde, se elaboran las variedades sencha y gumpowder.

Japón

Japón produce solo té verde. Las condiciones de cultivo mas propicias se dan al sur de Hondo, la isla principal, así como en Shikoku y Kyushu. Se importa té negro para el consumo interior. Los tés japoneses mas famosos son el Gyokuro y el Matcha, este último es el té en polvo que se utiliza el la ceremonia del té, mientras que el Gyokuro es el más valorado por los expertos en té verde.

India

En la India se empezó a cultivar té en la primera mitad del siglo XIX. En la actualidad el país comercializa cerca de una tercera parte de la producción mundial de té. Especialmente té negro.

En Assan, estado federado del noroeste de la India, fue donde se descubrió la planta de té *Camelia Assanica.* La altiplanicie a ambos lados del Brahmaputra es la zona de cultivo continua más extensa del mundo. La primera recolección empieza en febrero con la cosecha *firts flush.* Este té es aromático y fresco. En la recolección desde mayo hasta finales de junio, *second flush,* se cosechan los mejores y más valorados tés de Assan.

Darjeeling, la zona de cultivo más famosa de la India se extiende por las laderas meridionales del Himalaya. Allí, al igual que en la altiplanicie de Asma, la planta del té encuentra las condiciones ideales para prosperar. Las temperaturas tropicales, la humedad ambiental y el frescor de la montaña, así como las lluvias monzonicas, aseguran la fertilidad y el punto optimo de maduración. Darjeeling recibe el nombre de *la reina del té*. La infusión es más bien clara y de sabor suave y floral. La mayor parte de la cosecha se utiliza para la elaboración de té de hoja, por lo que resulta difícil encontrarlo en bolsitas.

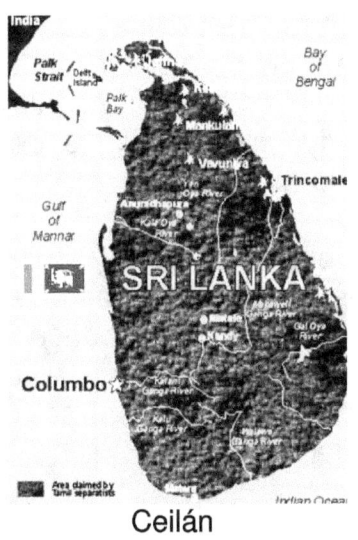

Ceilán

Ceilán

El cultivo de té en Ceilán (Sri Lanka) se inició hace unos 100 años, anteriormente la isla fue el segundo productor de café del mundo, hasta que la enfermedad causada por Urediniomycetes, un fuerte patógeno, destruyó los cafetales. James Taylor, un joven escocés, llevo a cabo en 1860 el primer intento de replantación de unos plantones de té. Al poco se inició el cultivo a gran escala. En la actualidad Ceilán es el segundo productor de té del mundo.

En Ceilán (Sri Lanka) se dan unas inmejorables condiciones para el cultivo del té. Con el tiempo, en Ceilán se han establecido las siguientes zonas de cultivo:

Nuwara Eliya, es la región de cultivo mas elevada. Durante el monzón del noreste, en esta zona crecen las variedades mas finas.

Dimbula se encuentra al oeste del macizo montañoso central. El clima seco garantiza la consecución de un té de gran calidad.

Kandy, este té se cultiva en los alrededores de la ciudad de Kandy, produce un té de fuerte aroma, rotundo y de color oscuro.

Nepal situado entre el Tibet y la India se cuenta entre los países productores más jóvenes.

La mayor parte del té que produce se elabora con métodos ortodoxos. El sabor y el carácter de las variedades cultivadas en Nepal son equiparables a los tés de Darjeeling.

África

En Burundi, existen plantaciones de té situadas a unos 2.000 metros de altitud que producen, a pequeña escala, una hoja de extraordinaria calidad.

Camerún cultiva té en las fértiles laderas del monte Camerún. Se produce principalmente té negro para bolsitas.

En Kenia las plantaciones se encuentran en las tierras altas, por encima del lago Victoria. Gracias al clima favorable, el té se puede recolectar a lo largo de todo el año; produce un té muy apreciado por los amantes del té negro.

En Malawi, las principales zonas de cultivo se encuentran en la región meridional de Mulanje, donde se recolecta durante todo el año. La mayor parte del té que se produce se utiliza para elaborar mezclas.

En los países de Mozambique, Ruanda, Tanzania y Zimbabwe el té que se cultiva de dedica en su totalidad a la fabricación de bolsitas.

Sudamérica

Argentina cultiva té desde principios del siglo XX destinado a la elaboración de bolsitas o de té instantáneo, también produce té verde en poca cantidad.

En Perú, las principales zonas de cultivo se encuentran en Cuzco y Huanuco que producen té negro; en otras zonas se produce té verde en pequeñas cantidades.

En Ecuador se produce té negro para le preparación de bolsitas.

Otras zonas

Australia cultiva y comercializa té desde 1960. Las hojas se recolectan con medios mecánicos y el té que se produce se destina a la fabricación de bolsitas. Madura produce pequeñas cantidades de té verde.

Indonesia, en las islas de Sumatra y Java, como en Malasia, se produce té todo el año. Su sabor intenso es especialmente adecuado para la preparación de mezclas.

Portugal, en la isla de San miguel, en las Azores, cultiva té verde y negro

Turbia produce té en la provincia de Rize, tratándose de un té negro de una calidad suavemente agradable.

Tés puros

Té blanco puro

Pai Mu Tan

También conocido como peonía blanca, crece en las montañas de Fujian y es un té de alta calidad, su infusión es ocre, de aroma fresco y gusto aterciopelado. Muy bajo en teina.

Agujas de plata

Té blanco compuesto solo por la primera hoja del brote (tip) de cosecha imperial de primavera. La lenta liberación de los compuestos químicos de las hojas nos permite una infusión larga y la posibilidad de reutilizar las hojas hasta tres veces. Una autentica delicadeza de sabor suave y finísimo aroma. Muy bajo en teina.

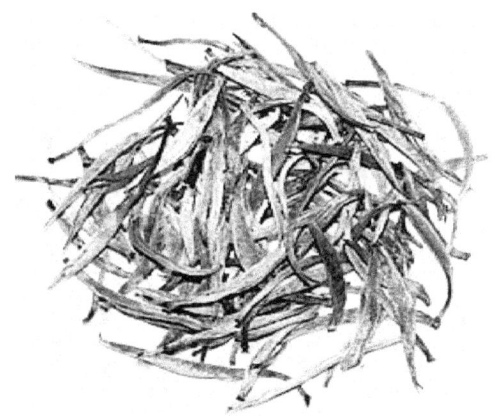

Agujas de plata

Wui Zhen

Entre las provincias de Yunnan y Fujian y con un clima excepcional, una plantación de 12 hectáreas nos ofrece una exclusiva cosecha anual de 140 kilos de té; con una precisa y muy delicada recolección se escogen los mejores brotes dorados para obtener uno de los mejores *golden*. Infusión ligera con aroma de rosas y sabor a miel, Muy bajo en teina. Difícil de localizar en España, solo se encuentra en comercios muy especializados.

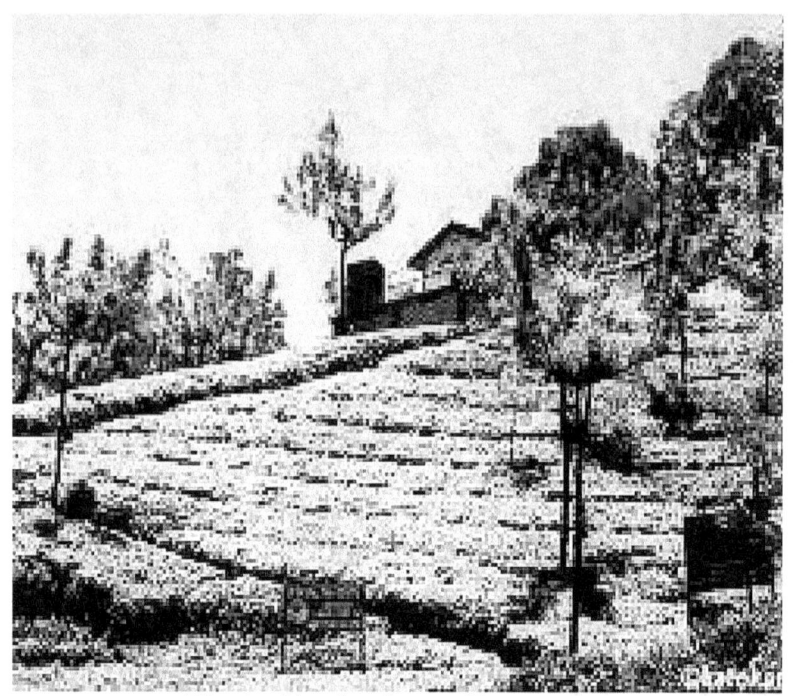
Plantación de altura. Tea garden

Té verde puro

Gumpowder
Cultivado en China y Formosa es uno de los tés mas conocidos de occidente. Su uso está muy extendido por el norte de África para preparar el famoso té moruno.

Lung Ching (El Pozo del Dragón)

Este té verde de altísima calidad procede de Hangzou (China). La cosecha se realiza exclusivamente en primavera, lo que le concede un carácter muy exclusivo, su infusión es de color ocre y suave aroma. Exquisito.

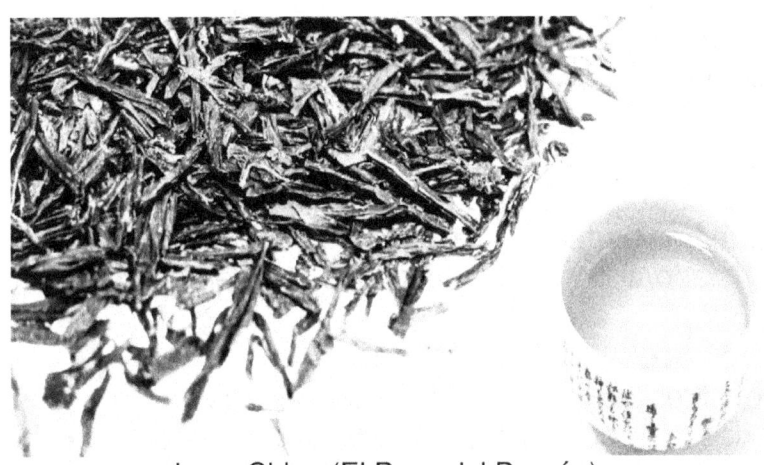

Lung Ching (El Pozo del Dragón)

Sencha

Es uno de los tés verde japoneses más populares, apreciado tanto por samuráis como por monjes zen. La infusión es de color verde esmeralda y de sabor más intenso que la mayoría de los tés verdes japoneses.

Bancha

Té verde japonés de hojas verdes y oscuras, aunque tiene muy bajo contenido en teina, su sabor en intenso. Muy adecuado para beberlo de noche.

Genmaicha

Clásico té verde japonés con arroz tostado y maíz. En su infusión se combinan armónicamente el sabor del té y de los cereales. En Japón lo toman acompañando las comidas. Bajo en teina

Matcha

Este cotizado té japonés es el que se utiliza en la "ceremonia del té". Molido en polvo finísimo. Está asociado al budismo y a la filosofía zen.

Gyokuro

Considerado el té verde más fino del mundo. De cosecha imperial de primavera, siempre se recolecta a mano. Tres semanas antes de la recolección se cubren las plantas del té con lonas negras o esterillas de bambú, obteniendo a través de este método un té de altísima calidad, alto en clorofila, bajo en taninos y teina. Su sabor es suave y dulce. Solo se encuentra en establecimiento especializado.

Te rojo puro

Pu-Erh Beng Cha

Té rojo prensado en forma de torta, originario de la provincia de Yunnan (China). Es muy apreciado por su uso en la medicina tradicional china, debido a sus propiedades digestivas y depurativas.

Pu-Erh

Te rojo de ligero sabor terroso. Hasta hace poco desconocido en occidente, esta alcanzando gran popularidad por sus efectos depurativos, ayuda a bajar el colesterol y en regimenes de adelgazamiento.

Pu-Erh Imperial

Este té se obtiene de cosecha imperial, manual, de primavera. Se introduce en cuevas durante largos periodos de tiempo. De efectos depurativos, resulta muy suave al paladar aunque mantiene el clásico sabor terroso. Para paladares exquisitos. Sólo en tiendas especializadas.

Té oolong puro

Se Chung Oolong

Té semi-fermentado que proporciona una infusión ligera y delicada con un fresco sabor. Muy digestivo

Fancy oolong

Un té de altísima calidad, semi-fermentado. De sabor aterciopelado y en su aroma se puede apreciar el toque a melocotón maduro tan característico en este tipo de tés.

Té negro puro

Ceilán Kandy F.B.O.P.
Té negro de hoja partida y cultivado a media altura. Procede de la zona de Kandy (Ceilán). Té de aroma fuerte y rotundo. Infusión de color oscuro.

Ceilán Nuwara Eliya O.P.
Té negro tipo Orange Pekoe procedente de Nuwara Eliya. Cultivado en tierras altas, a más de 2000 metros de altura. Infusión de delicado color ambarino de exquisito sabor y aroma. Está considerado el rey de los tés de Ceilán.

China Keemun
Procedente de la   provincia de Anhwei, está considerado uno de los grandes tés de China. De hojas cortas y oscuras, es conocido por la ligera fragancia que desprende su infusión.

China Szechwan
Este té negro toma su nombre de la provincia donde se produce. Su infusión es rotunda, de mucho cuerpo y color oscuro. Se caracteriza por su curioso sabor chocolateado.

China Lapsang Souchong
Uno de los clasicos tés negros de la provincia de Fujian. Es conocido por su particular sabor ahumado.

China golden Yunnan

Té negro de la provincia de Yunnan. Con alta proporción de brotes. Mineralizado e intenso, su sabor malteado guarda cierto parecido con los tés de Assan.

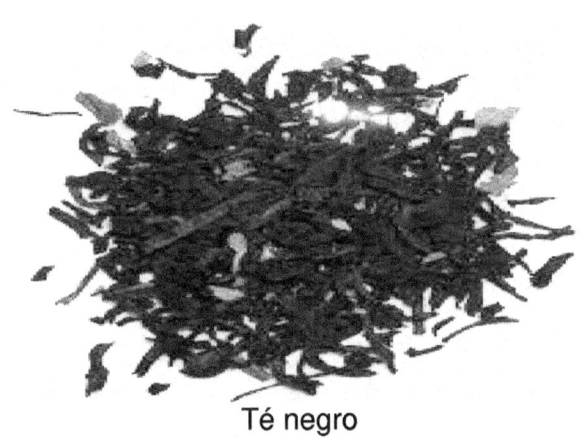

Té negro

India Assan Maud F.B.O.P.

Té negro de hoja partida. Da una infusión rotunda e intensa.

India Assan Hajua F.T.G.F.O.P.

Este té procede de una plantación y una cosecha totalmente exclusivas. Aunque mantiene características comunes a todos los tés de la zona, su altísima proporción de yemas del brote (tip) lo convierten en un autentico lujo para el paladar. Su delicadeza y bouquet son verdaderamente exquisitos.

India Darjeeling Ging F.T.G.F.O.P.

Cosechado en una de las zona mas exclusivas de Darjeeling. Contiene una elevada proporción de brotes (tip) que aportan a su aroma y sabor un toque joven, afrutado e intenso. Su infusión es suave.

India Darjeeling Kaley Valley S.F.T.G.F.O.P.

Procede de una selectisima cosecha que está compuesta casi únicamente por yemas de brotes (tip). Su delicada infusión, de sutileza extraordinaria, destila un sabor y aroma incomparables. Es la esencia pura de Darjeeling en nuestro paladar: un placer exquisito.

Kenya Marinyin G.F.B.O.P.

Té negro de Kenia de fuerte e intenso aroma. Se presenta en hoja partida y con una alta proporción de brotes. Muy adecuado para los que prefieren el té solo y las infusiones fuertes.

Ceilán Desteinado

Té negro procedente de Ceilán (Sri Lanka) sometido a proceso de desteinado con vapor de agua a presión eliminando hasta un 96% de teina. Este proceso permite que la infusión mantenga todas sus cualidades, tanto de aroma como de sabor.

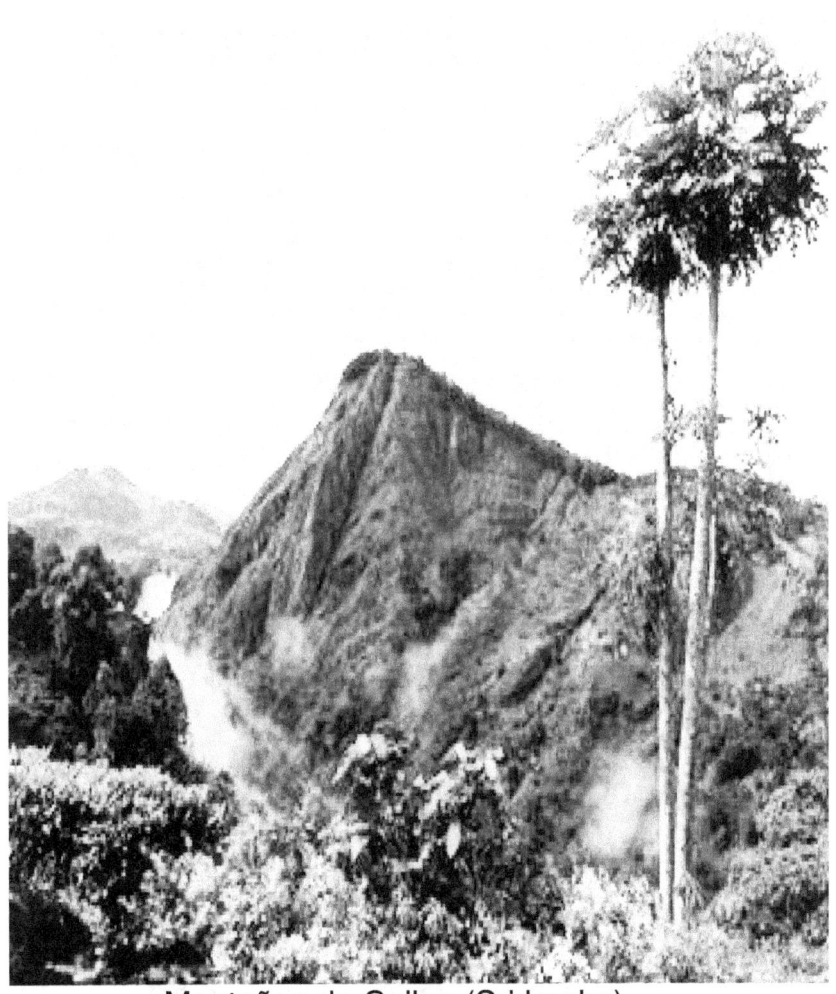

Montañas de Ceilan (Sri Lanka)

Tés aromatizados y mezclas

Las combinaciones que existen de té aromatizado y mezclas pueden ser infinitas, y solo dependen de la imaginación y del sabor que queramos obtener.

De china nos llegan los clásicos como el té de rosas, de jazmin o el earl grey, tan apreciado en Inglaterra. Por lo general, las variedades perfumadas que hoy en día se encuentran en Europa se han sometido a un proceso de aromatización con aceites esenciales, especias, flores y frutas deshidratadas, estando exenta de aromatizantes artificiales. Existen mezclas de té de diferentes plantaciones o de diferentes países, así como mezclas de té verde y negro que dan un toque aromático distinto.

Mezclas de té clásicas

Strong English Breakfast
Mezcla de tés de Ceilán y de Assan, una infusión intensa, ideal para tomar con leche.

Earl Grey
Para elaborarlo se sigue una antigua receta que un chino mandarín le ofreció al conde (earl) Charles Grey, que mezcla té negro con aceite esencial de bergamota. Un clásico de los tés aromatizados.

Té Moruno Verde

Té verde Gunpowder aromatizado con menta nana (hierbabuena). La solución ideal para combatir el calor y la sed

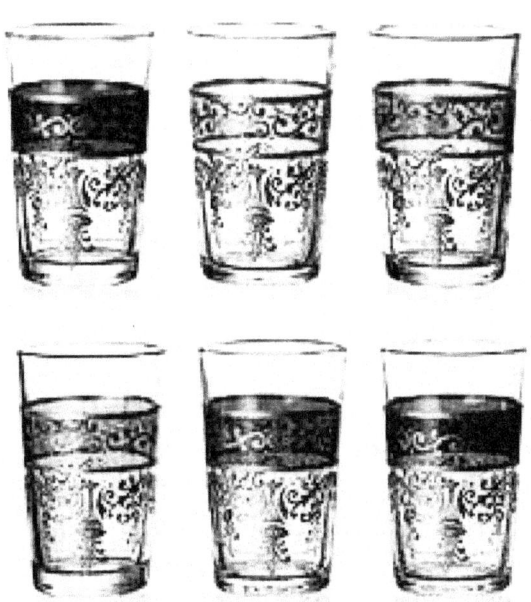

Vasitos para el té moruno

China Jazmin Monkey King
Té semi-fermentado, aromatizado entre capas de jazmín: este lento proceso aporta al té su perfume

sin necesidad de añadirle aromatizantes. Un clásico de los tés chinos. De gran calidad e intenso aroma.

Tés aromatizados

Selección de algunos de los tés aromatizados más populares o con mayor demanda en el mercado español.

Té Blanco

Pai Mu Tan Limón
Té blanco aromatizado con aroma natural y piel de limón. Cítrico y refrescante

Té Verde

Bombón de chocolate
Té verde aromatizado con trozos de chocolate, pasas de corinto, cardamomo, anís estrellado, piel de naranja, clavos, vainilla, canela y pétalos de rosas. Sabor intenso.

Cereza Japonesa Verde
Ligerísimo té verde japonés aromatizado con cerezas y hojas de fresa. Aromática infusión de fresa y canela. Bajo en teina.

Generalife
Té verde, azúcar de canela, granos de pimienta roja, trozos de piña, de fresa y pétalos malva. Todo el sabor de las frutas tropicales en la taza. De venta exclusiva en Granada tea

Té Verde Navidad
Té verde sencha aromatizado con trozos de nata, caramelo, coco, avellanas, almendra y jengibre. Su sabor recuerda los dulces navideños.

Té Verde Frutas del Bosque
Un clásico de los tés aromatizados, una base de té verde con frambuesa, zarzamora, fresa y tomillo. Infusión afrutada con aroma de tomillo.

Regaliz Verde
Té verde chino con aceite esencial de regaliz. Intenso y refrescante.

Té de Yoga
Té verde con especias de la india: canela, anís, hinojo, jengibre, clavo, pimienta y albaricoque. Infusión fuerte, calida y revitalizante.

Lima Japonesa

Consiste en un té verde de Japón con una delicada mezcla de aromas de lima, piel de limón y lemon gras. Ligero, fresco, muy digestivo y bajo en teína. Ideal para tomarlo muy frío.

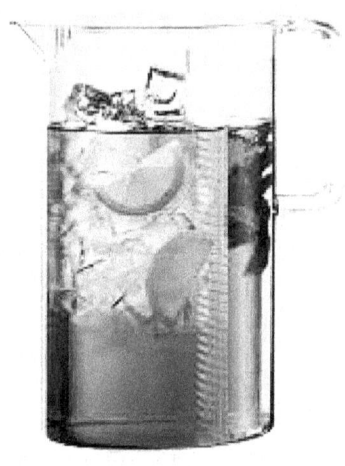

Té frío

Piña Colada Verde

Los trozos de piña y coco, con té verde sencha, nos recuerda el cóctel tropical. Tomado frío resulta especialmente refrescante.

Té Rojo

Pu-Erh limón

Té rojo con piel y aroma de limón, cuyo intenso aroma resulta tentador para quienes aprecian el té rojo por sus cualidades depurativas, pero no disfrutan tanto con su característico sabor terroso.

Pu-Erh Moruno
Para los amantes del té moruno y las cualidades funcionales del té rojo. Aromatizado con aceite esencial de hierbabuena.

Pu-Erh Oriental
Mezcla de té rojo con canela, piel de naranja, jengibre y vainilla. Una infusión calida y muy digestiva.

Pu-Erh Mango y Maracuyá
Té rojo aromatizado con trocitos de mango y maracuyá de intenso aroma y sabor tropical.

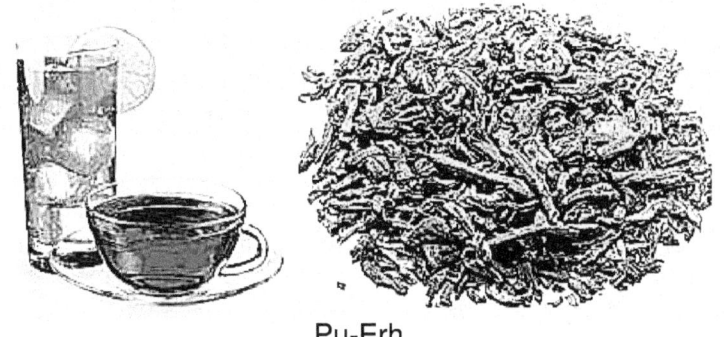

Pu-Erh

Té negro

Canela
Es uno de los tés aromatizados más populares, consistente en té negro y canela en rama.

Chocolate
Té negro con trocitos de cacao y chocolate. Para los amantes de este fruto de dioses. Solo o con leche.

Frutas del Bosque
Este té negro está combinado con frutas silvestres: arándonos, trozos de fresa y moras.

Granada Blend
Seleccionados tés de Ceilán y China, aromatizados con vainilla, piel de naranja, pétalos de rosas, de cartamo y girasol. Esta infusión se ha utilizado como ingrediente de una tarta ganadora de varios premios en el concurso del día de los enamorados 2011 de Andalucía. De venta exclusiva en Granada Tea (Granada)

Jengibre
Té negro con trocitos de jengibre. Tonificante y de fuerte sabor, nos recuerda los sabores de la India.

Menta y Chocolate
Cacao y menta en una base de té negro. Nos recuerda las chocolatinas británicas "After Eight"

Pakistaní

Una de las mezclas más populares en nuestro país. Té negro con trocitos de canela en rama, clavos de olor, vainilla y cardamomo. Para tomar infusionado en leche.

Pan de Especias

Una mezcla exclusiva con té negro, trozos de chocolate, pasas de Corinto, anís estrellado, cardamomo, cáscara de naranja, clavos de olor, vainilla, canela y pétalos de rosas. Denso, especiado y chocolateado.

Taj Mahal

Té negro con trozos de canela, piel de naranja y pétalos de rosas, de carácter redondo y aroma profundo. Exótico.

Vainilla

Extracto de vainilla y trocitos de vainilla con té negro chino. Delicioso

Alambra Té

Mezcla de té negro con trocitos de almendra, canela, piel de naranja y flores de cartamo y malva. Aroma intenso y sabor redondo. De venta exclusiva en Granada Tea (Granada).

Tepuccino

Té negro con granos de café natural. Con sabor a café y las propiedades digestivas del té.

Chai

Clásica mezcla de té negro con canela, clavos de olor, vainilla, cardamomo, pimienta negra y jengibre. De fuerte sabor especiado ideal para tomar con leche.

Canela Desteinado

Té negro desteinado con trocitos de canela y solo un 3% de teina.

Earl Grey Desteinado

Earl grey tradicional. Té negro con esencia natural de bergamota pero con un muy bajo contenido en teina.

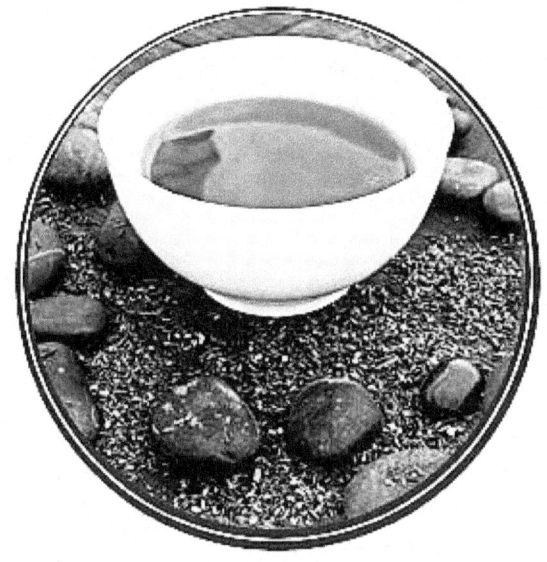

Rooibos

Otras infusiones

A un gran número de infusiones se les llaman tés aunque no tengan ninguna relación con la camelia sinesis, que es la planta del té. Uno de los equívocos más extendidos es llamar al Rooibos "te rojo" siendo una infusión totalmente diferente al Pu-Erh, autentico té rojo, tanto en aroma y sabor como en propiedades. También hay infusiones de plantas digestivas, relajantes o refrescantes para personas que no quieren tomar teina, aunque sea en dosis muy bajas.

Rooibos

Es una infusión originaria de Sudáfrica, que además de tener un delicado sabor es muy rica en minerales esenciales: calcio, hierro, fluor, potasio y manganeso.

Rooibos Canela

Las notas orientales de la canela potencian el rooibos, que resulta una infusión de sabor intenso

Rooibos Naranja y Canela

Esta mezcla de rooibos con piel de naranja tostada y trocitos de canela nos da una infusión muy aromática de intenso sabor.

Rooibos Sierra Nevada

Rooibos con frutos rojos, piel de naranja, trocitos de coco y pétalos de malva en equilibrada mezcla. Ifusion floral y afrutada. De venta exclusiva en Granada Tea (Granada)

Rooibos de Verano

Cítrica y refrescante mezcla de Rooibos con limón, lima y lemón gras. Mineralizado y refrescante, ideal para tomar frío.

Cocktail Turco

Infusión de manzana, fresa y lemon gras, nos recuerda el sabor del té turco. Sin teina.

Delicia Golden

Rica y digestiva manzanilla, canela en rama y trozos de manzana. Sorprende su parecido con el sabor de las manzanas asadas.

Cocktail de Frutas

Los sabores del trópico, hibisco, rosa mosqueta, trozos de piña y papaya, pasas y piel de naranja. Refrescante y dulce.

Té del Sol

Mezcla de menta, hibisco, cáscara de naranja, fresa y trozos de manzana. Ideal para tomar frío

Vergel Andaluz

Flores y frutas en una fragante infusión de: piel de Naranja, hojas de zarzamora y fresa, corteza de escaramujo, valeriana, trocitos de manzana, flores de azahar, y pétalos de girasol y aciano. Relajante.

La siesta

Mezcla de anís, escaramujo, hinojo, melisa, manzana, pétalos de rosas y de girasol, caléndula y menta. Especialmente digestiva

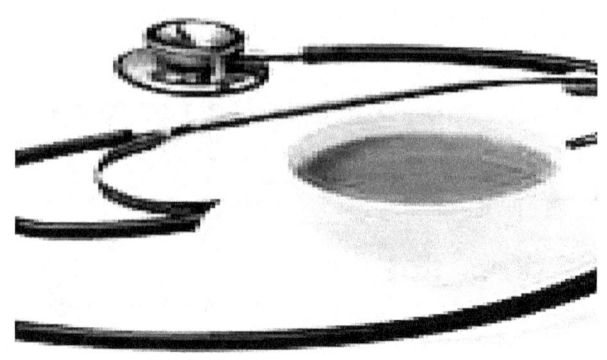

El té y la salud

Desde hace mas de tres mil años el consumo de té en china forma parte importante de su cultura. Si en un principio se consumía como un medicamento de la medicina tradicional china (MTC), actualmente se toma como una bebida estimulante y, en muchos países, como una alternativa "sana" del café. Es la bebida más consumida en el mundo después del agua.

Muchos de los componentes del té se asocian con beneficios para la salud. El té, en sus diferentes formas de consumo, blanco, verde, oolong, rojo y negro contiene una alta concentración de catequinas y polifenoles, asi como L-teanina, vitaminas y minerales. La variedad y cantidad de estos compuestos está determinada por el grado de oxidación a que se somete la hoja de té recién cosechada (blanco y verde), con envejecimiento (té rojo) o diversos grados de fermentación (té oolong y negro).

Los efectos del té se asocian principalmente a la acción antioxidante de sus componentes, los que, al actuar como atrapadores de especies reactivas del oxigeno, protegen la estructura de los ácidos nucleicos, de las proteínas y de los lípidos. Los polifenoles del té producen efectos inhibidores en la iniciación, promoción y progresión del cáncer. También ejercerían efectos hipocolesterolemicos y vasodilatadores.

El té es una bebida recomendable y que contribuye a mantener una mejor salud y calidad de vida.

Los efectos bioquimicos tienen como consecuencia una variedad de acciones potencialmente benéficas del té en la salud ya que podrían prevenir, o aminorar, los efectos de diferentes patologías.

Efecto protector sobre el cáncer.

La iniciación, promoción y la progresión de un cáncer puede ser modulada por factores relacionados con la genética, el metabolismo, la dieta y el ambiente externo.

Los polifenoles del té inhiben la formación de nitrosaminas, carcinógenos presentes en el humo del tabaco, o de las aminas heterocíclicas formadas durante el proceso de asado de la carne y que son poderosos agentes carcinogénicos.

Efecto protector de los polifenoles sobre el cáncer

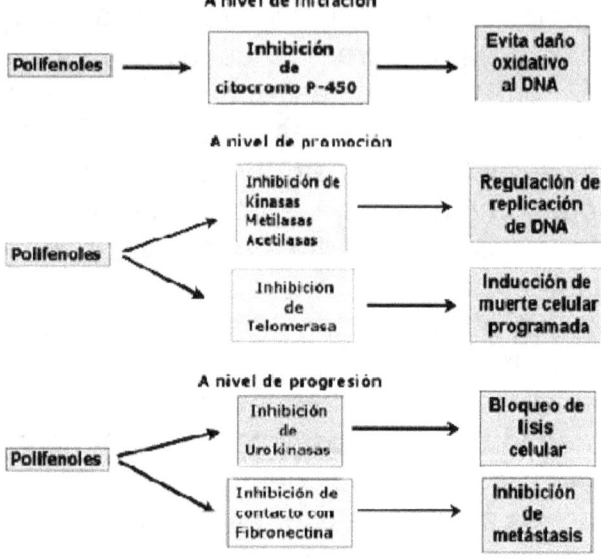

Efecto protector sobre el desarrollo de enfermedades cardiovasculares

Las enfermedades cardiovasculares, como toda patología compleja, se origina por múltiples factores que influyen en su inicio y desarrollo, principalmente a tres niveles.

Acciones sobre las LDL: Los flavonoides contenidos en el té (catequina, quercitina, mirecitina y kanferol) inhiben la oxidación de las LDL al permitir la regeneración de los tocoferoles, antioxidantes naturales de estas lipoproteínas.

Acciones sobre el metabolismo del colesterol: Los resultados son concluyentes en el sentido que, en el largo plazo, el consumo de té produce hipocolesterolemia y en una menor absorción de triglicéridos y de colesterol, lo cual podría derivar en una menor ganancia de peso del consumidor.

Acciones a nivel de vasoconstricción: Los componentes del té ejercen un moderado efecto hipotensor que, sin embargo no son atribuibles a sus acciones antioxidantes.

Efecto protector de las catequinas y polifenoles del té en la enfermedad cardiovascular

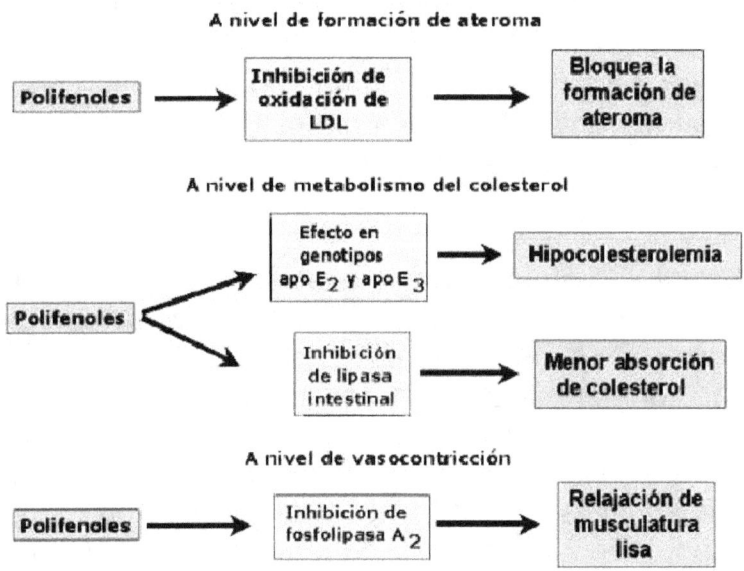

De la misma forma que en el caso del cáncer, el efecto del té y sus componentes en las enfermedades cardiovasculares pueden relacionarse a varios niveles de acción y donde sus efectos no siempre se vinculan a la capacidad antioxidante de los polifenoles. Los estudios epidemiológicos son más concluyentes en el caso del cáncer debido a que cuentan con mayores antecedentes de seguimiento a corto y largo plazo. En el caso del cáncer, la mayoría de estudios se han realizado in vitro utilizando células en cultivo o animales de laboratorio. Para el caso de las enfermedades cardiovasculares, la evidencia es apoyada por estudios a nivel de laboratorio, de evidencia clínica o epidemiológica. El estudio de seguimiento de 8 años de Rótterdam demostró una asociación inversa entre el consumo de té y la severidad de la arteriosclerosis aortica en individuos adultos. En la misma dirección, el estudio de salud del Área de Boston demostró que los sujetos que consumen 200-250 mL/día de té muestran un riesgo de enfermedad coronaria un 50% menor que aquellos individuos que no consumen té.

El consumo de té inhibe la absorción de hierro, pero del hierro no hemínico, principalmente cuando ambos se consumen en forma simultánea. Un aspecto interesante es la observación de una mejor mineralización ósea evaluada en mujeres de 65-76 años y relacionada con el mayor consumo de té por parte de ellas, lo cual es consistente con un menor riesgo de fractura de cadera observado anteriormente para un grupo de similar edad.
El alto contenido de fluor del té podría tener algún efecto en la remineralizacion y eventualmente en la salud bucal.

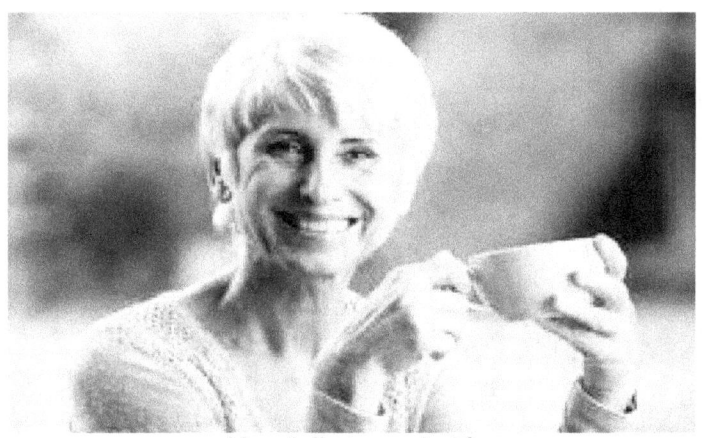

Una feliz taza de té

Tradicionalmente el té se ha consumido como una infusión en agua. Prácticamente todos los estudios sobre el té como bebida se han realizado utilizando las modalidades de preparación clásicas. Sin embargo también existe la modalidad de tomarlo con leche. No existen estudios sobre los componentes de la leche sobre la absorción de los polifenoles del té. Estos polifenoles podrían atrapar el calcio facilitando o por, el contrario, disminuyendo su absorción a nivel intestinal. Aunque no hay estudios al respecto, considerando que el consumo de té mejora la remineralización de los huesos, debido a su contenido en fluor, se podría inferir que también permitiría una mayor disponibilidad de calcio lácteo.
Si la adición de té a la leche la hace mas apetecible y aumenta su consumo, estaríamos frente a un merito derivado del placer de beber té, la bebida milenaria cuyo consumo aporta muchos efectos

benéficos. El té es una bebida recomendable que aporta mejor salud y calidad de vida.

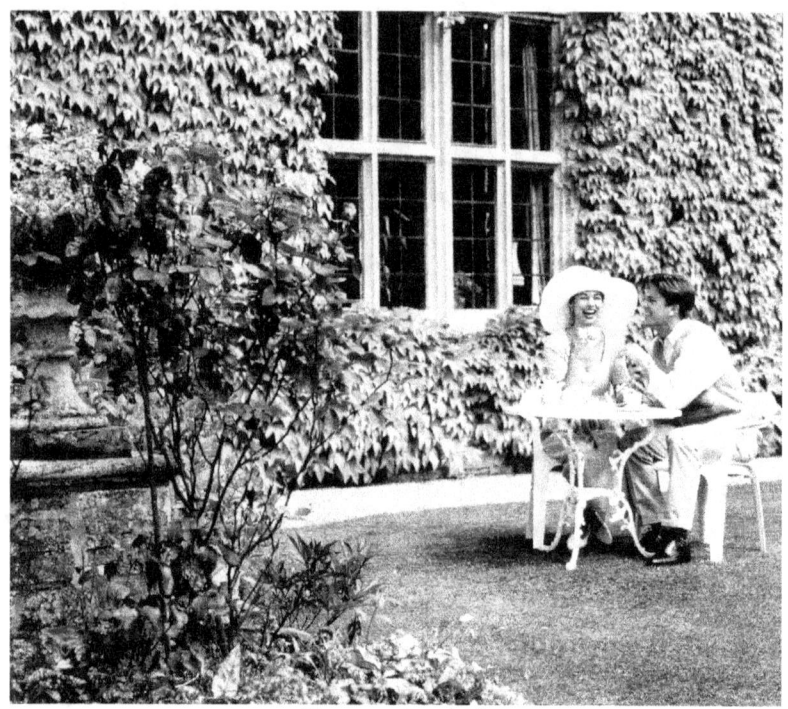

Tomando el té

L-Teanina

La L-Teanina en un interesante aminoácido que se encuentra casi exclusivamente en el té verde.

La L-Teanina parece atravesar la barrera hematoencefálica y se ha demostrado que influye sobre la actividad de ondas cerebrales, posiblemente a través de una influencia sobre neurotransmisores como la dopamina y la serotonina, actuando de forma positiva sobre el estrés, ansiedad y depresión, y parece contrarrestar los efectos excitadores de la cafeína, lo que explica porque las personas se sienten relajadas tras tomar té verde, a pesar de su contenido (bajo) en cafeína (teina.)

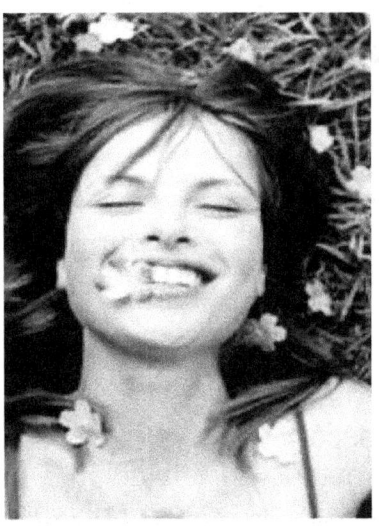

La L-Teanina es un relajante natural, que no produce somnolencia, cansancio ni falta de atención. A diferencia de otros relajantes no nos deja sin fuerzas, y hace que mejoremos la concentración y el aprendizaje.

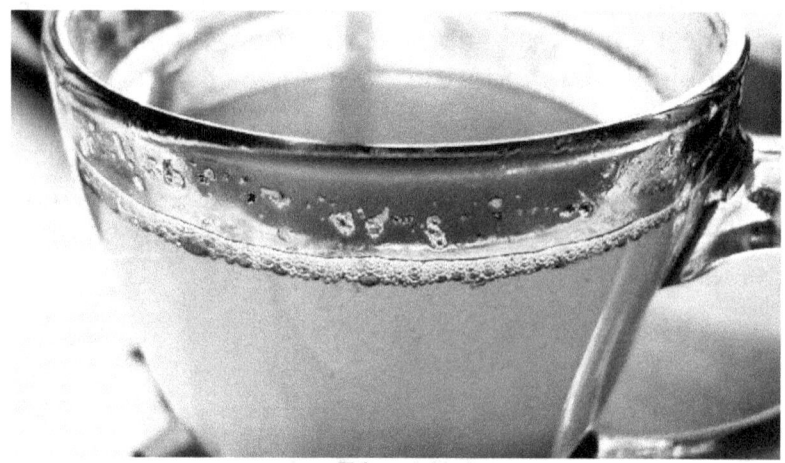

Té verde

Te verde

El té verde concentra la mayor cantidad de polifenoles, es bajo en teina y tiene en exclusiva el relajante natural L-Teanina.
Efectos del té verde en el organismo:
-Desintoxica y depura.
-Facilita la digestión.
-Promueve un estado de relajación y una conciencia alerta a la vez, sin causar somnolencia, reduciendo el estrés y la ansiedad.
-Mejora el aprendizaje y la concentración, aumentando la agudeza mental.

-Reduce los efectos negativos de la cafeína.

-Refuerza el sistema inmune aumentando las defensas.

-Protección cardiovascular: las catequinas tienen propiedades antioxidantes que ayudan a la protección del colesterol LDL, pueden ser de ayuda en la hipertensión y son potentes anticancerígenos.

-Ayuda a controlar el peso.

-Potencia la eficacia de la quimioterapia sobre las células cancerosas y protege a las células sanas de los efectos adversos de la quimioterapia a través de su acción antioxidante.

-Previene las caries.

-Cura el mal humor e incluso ligeras depresiones.

"El té es una bebida milagrosa para conservar la salud. El té posee un poder extraordinario para prolongar la vida"

Monje Eisai, China, 1211 d.C.

Pu-Erh (té rojo)

Como ya hemos comentado el Pu-Erh, se produce y elabora exclusivamente en la provincia de Yunnan, se dice que es un té semi-fermentado, o que esta post-fermentado, o que es un té envejecido. Lo cierto es que, debido a este secreto proceso a que es sometido, las cualidades del Pu-Erh son especialmente depurativas, manteniendo baja la teina y altos los antioxidantes (flavonoles).

El Pu-Erh mantiene prácticamente todos los beneficios del té verde y potencia los efectos depurativos por lo que esta especialmente indicado en regímenes de adelgazamiento. Los americanos lo llaman el *devoragrasas*, y todos los que quieran reducir peso deberían probar el Pu-Erh.

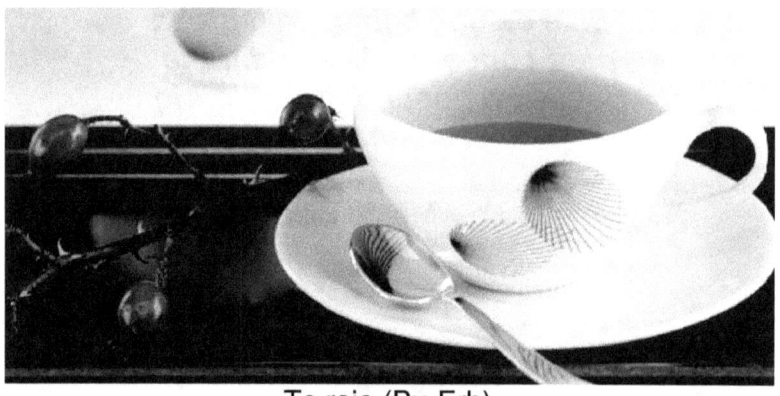

Te rojo (Pu-Erh)

Estudios clínicos realizados por el Instituto de Medicina de Kunming, capital de Yunnan, y el Hospital St. Antoine de Paris demostraron que:
-Las personas con fuerte sobrepeso pierden hasta 9 Kg. por mes.

-Los casos de sobrepeso menos graves pierden hasta 5,8 kg.
-Las personas con un ligero sobrepeso pierden hasta 2,8kg.
-un 88% de los pacientes perdió entre 3,2 Kg. y 10,8 Kg. en cuatro semanas.

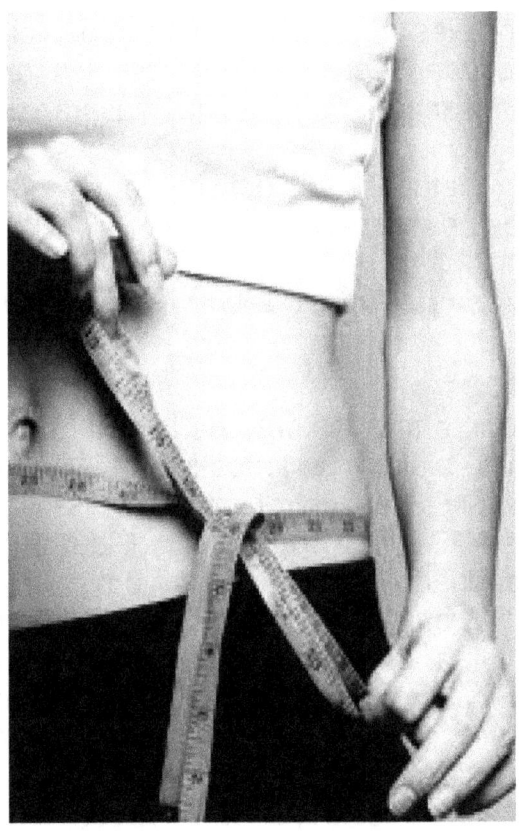

El poder saciante del Pu-Erh reduce el apetito por lo que los científicos denominan al té rojo como un adelgazante natural.

También baja el colesterol: tomando dos tazas diarias de té rojo los niveles de colesterol descienden considerablemente.

Regula el tránsito intestinal. A diferencia del té negro, que es astringente, el Pu-Erh regula el tránsito abdominal actuando sobre la flora intestinal, volviéndola mas resistentes al ataque de bacterias.

Baja los niveles de alcohol en sangre. Tomando té rojo se reducen considerablemente los niveles de alcohol en sangre, con mucha más rapidez de lo normal.

Activa el metabolismo del hígado y facilita las digestiones pesadas.

¿Se le puede pedir mas a una humilde taza de té?

Té Blanco

El antioxidante más potente de la naturaleza, así es llamado el té blanco; de todos los tés es el que tiene una mayor concentración de antioxidantes (polifenoles). Se trata, en realidad, de un té verde, joven, cosechado cuando la yema del brote aún está cerrada. Su bajo contenido en teina permite que podamos tomar grandes cantidades sin que estimule lo mas mínimo el sistema nervioso. En china es llamado el elixir de la juventud, ya que mantiene las propiedades del té verde y además oxigena la piel, dejándola aterciopelada, tersa y suave.

Té negro

El perfecto sustituto del café. Al ser el té más estimulante puede ocupar el puesto del café en el desayuno, haciendo que resulte más digestivo. En Inglaterra, el té negro (Breakfast) ocupa un puesto de honor en sus mesas. Su fuerte sabor lo convierte en ideal para tomar con leche.

A pesar del aumento del consumo del té verde y rojo se sigue considerando el más clásico de los tés.

-De efecto tónico y digestivo

-Facilita la no oxidación del colesterol bueno y dificulta la formación de ateroma, que son responsables de problemas cardiovasculares.

-Alivia la fatiga y el dolor de cabeza

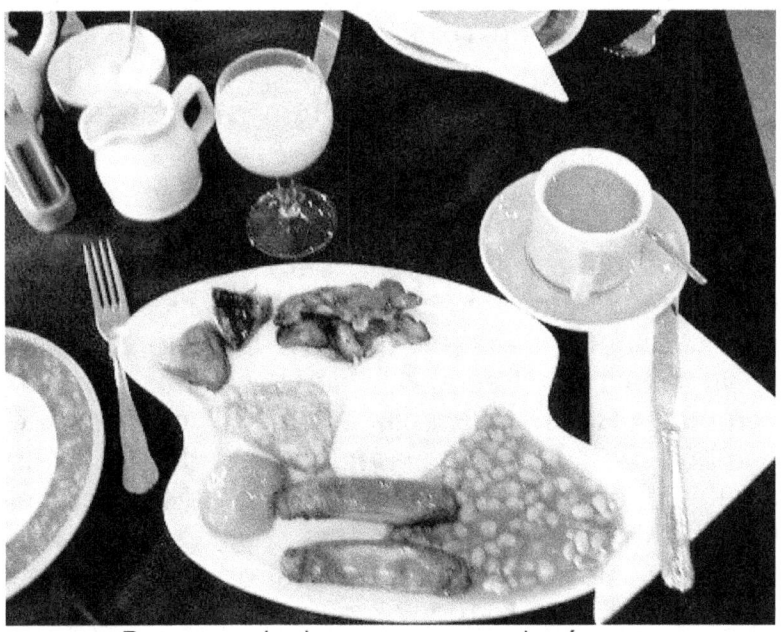

Desayuno ingles con su taza de té negro

Preparación del Té

El té como bebida milenaria y consumida en todo el mundo, tiene diferentes rituales de preparación según países, culturas y pueblos.
En China, la ceremonia del té es una de las formas más refinadas de tomarlo que, sin llegar al misticismo de la ceremonia japonesa, mantienen algunas similitudes, Los utensilios que se utilizan son de terracota de Yixin, región de China donde se producen las mejores teteras de barro. Esta ceremonia se llama Gong fu Cha y se remonta a la dinastía Ming.

La ceremonia del Té en Japón, es la máxima expresión del refinamiento y, para los occidentales, difícil de comprender: solo desde la filosofía Zen esta ceremonia es entendible. Se utiliza té verde en polvo (matcha), tetera de hierro colado, taza de cerámica Rakú, cucharilla, cazo y batidora de bambú. Esta ceremonia proviene de antiguos rituales que llevaban a cabo monjes budistas; con el tiempo ha ido transformándose hasta llegar a la forma en que se realiza en nuestros días. Se cree que fue Sen no Rikyu quien estableció la ceremonia tal y como la conocemos actualmente.
La armonía y la unión con la naturaleza se potencian de la misma manera que el aprecio y el respeto por todos los hombres y las cosas.

En Inglaterra el *teatime* (la hora del té) es una institución social. Sobre todo el famoso *five o'clock tea* (el té de las cinco). Su origen se remonta al siglo XVIII en la que vivió la duquesa Ana de Bedford. Al parecer, una tarde en que estaba desfallecida pidió que le sirvieran un té con algún dulce, y le sentó tan bien que a partir de ese día empezó a invitar a sus conocidos a merendar. Pronto la tradición traspasó los muros de su hogar. Mas adelante, al ritual del té de las cinco pasaron a añadirse al *early morning tea* (té de primera hora de la mañana) que se sirve en la cama, el *Breakfast tea,* té del desayuno y el *High tea,* el té de después de cenar.

Para los indios el te es la bebida nacional. Por regla general toman el té con leche y le añaden especias, como canela, clavo, cardamomo y anís.

En Marruecos y norte de África el té se introdujo relativamente tarde, en la actualidad está presente a todas horas. Preparan el té con menta nana (hierbabuena) en una base de te verde gumpowder, endulzado con azúcar debido a que lo preparan muy amargo. En la ceremonia del té lo vierten desde mucha altura. De esta forma reoxigenan la infusión y el intenso aroma invade toda la estancia.

El samovar es imprescindible en cada hogar ruso. Es una especie de calentador de agua, con el que disponían de agua caliente todo el dia. El samovar tiene en su exterior un grifo, que se cierra con una espita, por donde sale agua caliente. Arriba, sobre el depósito, hay siempre una tetera con un concentrado de té llamado *zavarka*. En le vaso se vierte una cuarta parte de té, y después se acaba de llenar de agua caliente, se toma endulzado con azúcar o un poco de mermelada.

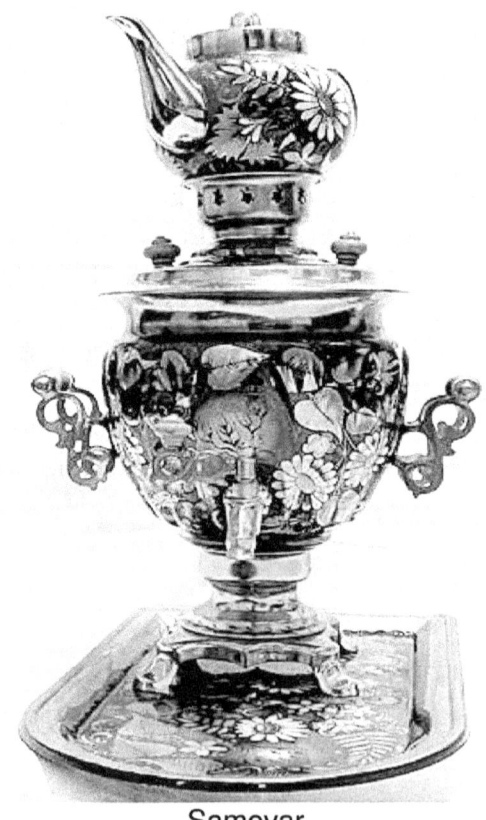

Samovar

Como preparar el mejor té

El té

Si queremos preparar la mejor taza de té debemos de seguir algunas normas básicas que nos conduzcan a tal fin. Lo más importante es partir de las mejores materias primas, el mejor té, que no siempre ha de ser el más caro, sino aquel que tenemos la seguridad de su procedencia y de su perfecta conservación. Es imprescindible adquirir el té en comercios especializados, donde personal cualificado, nos aconsejará que tipo de té se ajusta a nuestra demanda, y la mejor manera de conservarlo y preparlo, de forma que la infusión nos de el mayor rendimiento, tanto en aroma como en sabor.

Existe en el mercado una amplia oferta de tés, desde la clásica bolsita, de venta en cualquier comercio de alimentación, los puestos callejeros, tiendas de café que también nos ofrecen algunas variedades de tes, herbolarios que venden el té como una hierba mas, y por ultimo los comercios especializados, donde solo venden té, con una amplia oferta de tés puros, de diferentes países, plantaciones y cosechas, y de tés aromatizados, donde siempre encontraremos el té que se ajusta a nuestro gusto.

Solo depende de nosotros elegir donde comprar nuestro té preferido.

Para preparar la mejor taza de té la frescura de las hojas es condición imprescindible para preparar una infusión de calidad. Por lo tanto, la conservación del té es gran importancia, ya que las hojas se impregnan fácilmente de otros aromas, como café o especias. Se debe almacenar en recipientes herméticos y no porosos, preferiblemente de metal; el cristal no es aconsejable ya que la luz hace perder rápidamente la frescura y las propiedades del té. Los comercios especializados utilizan recipientes de metal (latas) que son idóneos para aislar de la luz y la humedad las hojitas con las que después prepararemos nuestra infusión deseada.

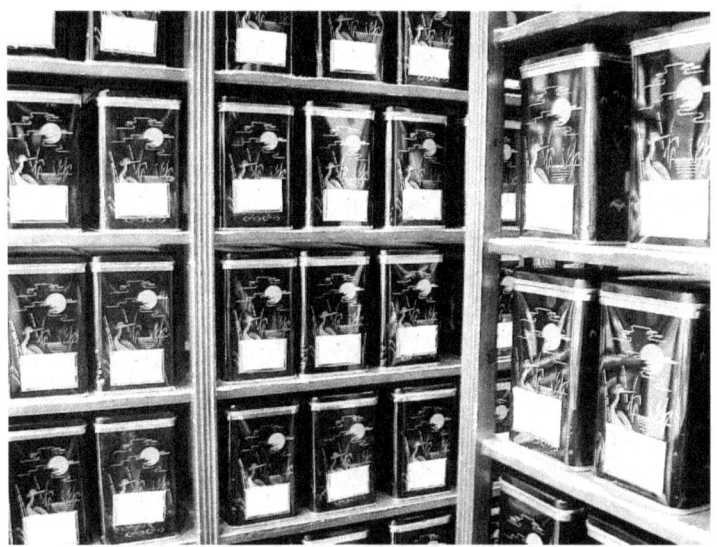

Latas de té en un comercio especializado

Oda a la Caja de Té

Caja de Té de aquel país de los elefantes
ahora costurero envejecido,
pequeño planetario de botones
como de otro planeta a la caja trajiste
un aroma sagrado, indefinible.
Así llegó de lejos regresando de las islas
Mi corazón de joven fatigado.
La fiebre me tenia sudoroso
cerca del mar, y un
ramo de palmeras
sobre mí se movía
refrescando
con aire verde y canto mis pasiones.

Caja
de latón, primorosa
ay
me recuerdas
las olas de otros mares,
el anuncio
del monzón sobre el Asia,
cuando se balancean
como
navíos
los países
en las manos del viento
y Ceilán desparrama
sus olores
como una
combatida
cabellera.

Caja de Té,
como mi corazón trajiste
letras,
escalofríos,
Ojos
que contemplaron
pétalos fabulosos
y también ay
aquel
olor perdido
a té, a jazmin,
a sueños,
a primavera errante.

Pablo Neruda

El agua

El 98% de la infusión es agua, por lo que elegir esta correctamente es importante para el resultado de la infusión. La calidad del té condicionará el tipo de agua a utilizar: no es necesario utilizar el mismo tipo de agua para un té blanco de cosecha imperial, o para un té negro fuertemente aromatizado con especias. Aunque es preferible utilizar agua mineral para infusionar el té, si vamos a preparar un té aromatizado, podemos utilizar agua del grifo, siempre que esta agua sea baja en cloro y en cal, ya que al utilizar té aromatizado, este tipo de té lleva aroma y sabor añadido y la influencia del agua en el

resultado de la infusión no es tan importante como en un té puro. Sin embargo, si el té es puro, de primera cosecha, cosecha imperial, o limitada, el agua debe ser envasada, de manantial y de baja mineralización si queremos desarrollar todos los matices de aroma y sabor de las hojas del té, sin que el agua añada sabor a la infusión.
El agua, ni hirviendo, ni hervida.

Las teteras
Existen teteras de las formas, tamaños y materiales más diversos. Ni en la tetera ni en el resto de la vajilla del té se deberían poner nunca otras bebidas, por ejemplo, café.

En una tetera de cristal no se adhiere ningún olor extraño, además es muy fácil de limpiar. Así solo se necesita una tetera para las distintas variedades de té. Por otra parte, ver como se va haciendo la infusión es agradable, quizás el primer paso para el disfrute de un buen té.

En las teteras de hierro colado, debido al grosor del material y el interior esmaltado, mantiene el té preparado caliente durante mucho rato. Estas teteras se pueden poner directamente sobre el fuego.

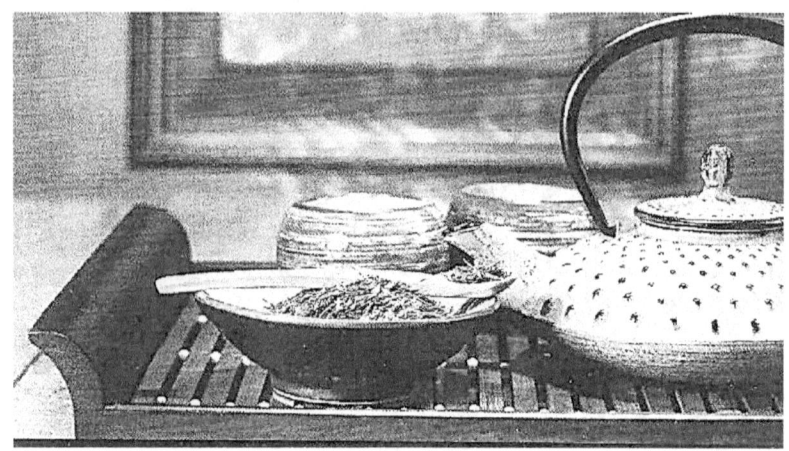
Tetera de hierro

En Europa las teteras de porcelana son las mas usadas, existiendo una muy amplia gama de modelos y calidades.

Las teteras de barro o terracota son las más usadas por los expertos. Por tratarse de un material poroso adquieren con gran rapidez una deseada "pátina". Nunca hay que lavarlas con detergente, sólo enjuagarlas con agua y dejarlas secar. Las teteras de barro nuevas hay que "curarlas" preparando un té muy fuerte, dejándolo en la tetera durante todo un día para que en las primeras infusiones no nos de sabor a barro, y acelerar la formación de la "pátina".

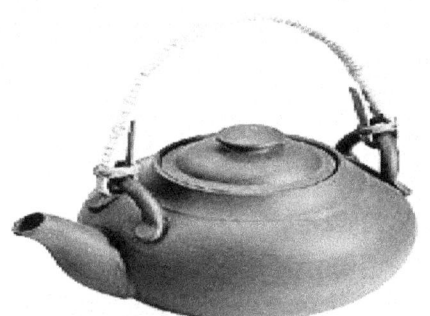

Tetera de terracota

Taza con infusor y tapa: este tipo de utensilio es muy práctico cuando solo deseamos preparar una taza de té. Generalmente son de porcelana y con infusor de porcelana, plástico o acero. Se ponen las hojas de té directamente en el infusor y se vierte el agua caliente,

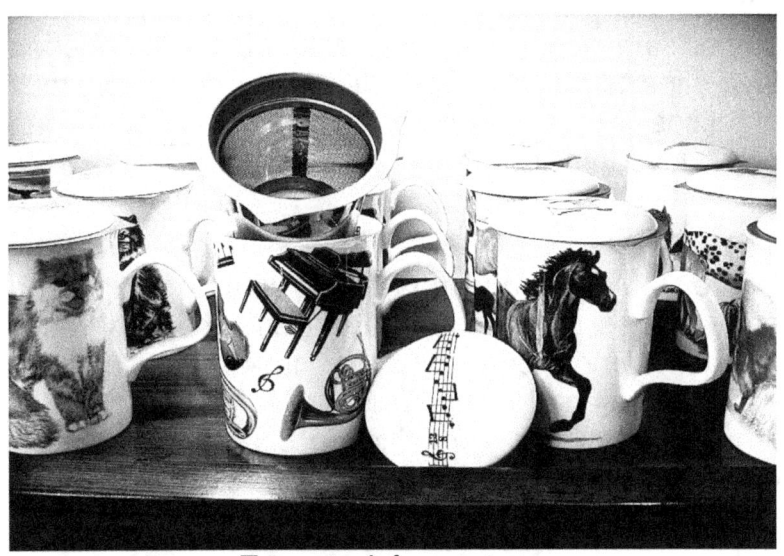

Taza con infusor y tapa

pasado el tiempo de infusión, se retira el infusor, utilizando la tapa como platillo para depositarlo y evitar que manche, quedando el té en la taza listo para tomar. Este tipo de taza es una buena alternativa a la tetera.

Infusores y filtros

La gama de infusores es muy amplia, de formas, tamaños y materiales, siendo los mas usados los de acero inoxidable, cerrados o abiertos y desde una hasta seis u ocho tazas. Recomendamos que el infusor sea lo mas grande posible con la finalidad de que el té quede suelto y con espacio suficiente para que, al infusionarse las hojas, que crecen mucho, tengan espacio suficiente para expandirse y no queden prensadas dentro del infusor; de esta forma el té nos dará todo su aroma y sabor. También existen filtros de algodón que nos proporcionan una infusión muy limpia, pero quedan manchados con la primera infusión, para siempre, ya que no se pueden lavar; los filtros de papel de usar y tirar son muy prácticos, y al ser de gran tamaño nos proporcionan una buena infusión.

Timer

Un reloj o timer que nos avise cuando la infusión está lista es de gran ayuda, ya que muchas veces nos olvidamos que estamos haciendo té, y al excedernos en el tiempo quedará tan amargo que lo tenemos que tirar, o rectificarlo con mucha azúcar, que no es lo más deseable.

Las cinco reglas de oro

1. Calentar el agua justo hasta antes de la ebullición. Existen calentadores que se detienen automáticamente a los 95ºC. Las kettel o calentadores de agua que se ponen al fuego tienen un silbato accionado por el vapor de agua que nos avisa cuando el agua esta lista para el té. Si el agua hierve concentra minerales que pueden alterar el sabor del té.
2. Escalfar la tetera. Calentaremos la tetera con agua caliente y posteriormente la tiramos, así quedará el interior de la tetera caliente y húmedo.
3. Ponemos las hojas de té dentro de la tetera, mejor en un infusor lo suficientemente grande para que las hojas queden sueltas, pondremos una cucharada de postre de té por taza, más una para la tetera (esta medida es orientativa), cuanto más grande sea la hoja mayor será el volumen de té que pondremos en la tetera. Taparemos la tetera durante un minuto, aproximadamente.
4. Verteremos el agua sobre el té, que tenemos en la tetera a 70º para el té verde, durante dos minutos, a 80º para el té rojo y oolong, durante tres minutos y a 90º para el té negro, durante cuatro o cinco minutos. El té blanco lo podemos tener de seis a doce minutos. El tiempo de infusión esta condicionado por la aparición de taninos que le dan sabor amargo al té.

5. Pasado el tiempo de infusión retiramos el infusor de la tetera quedando el té listo para tomar.

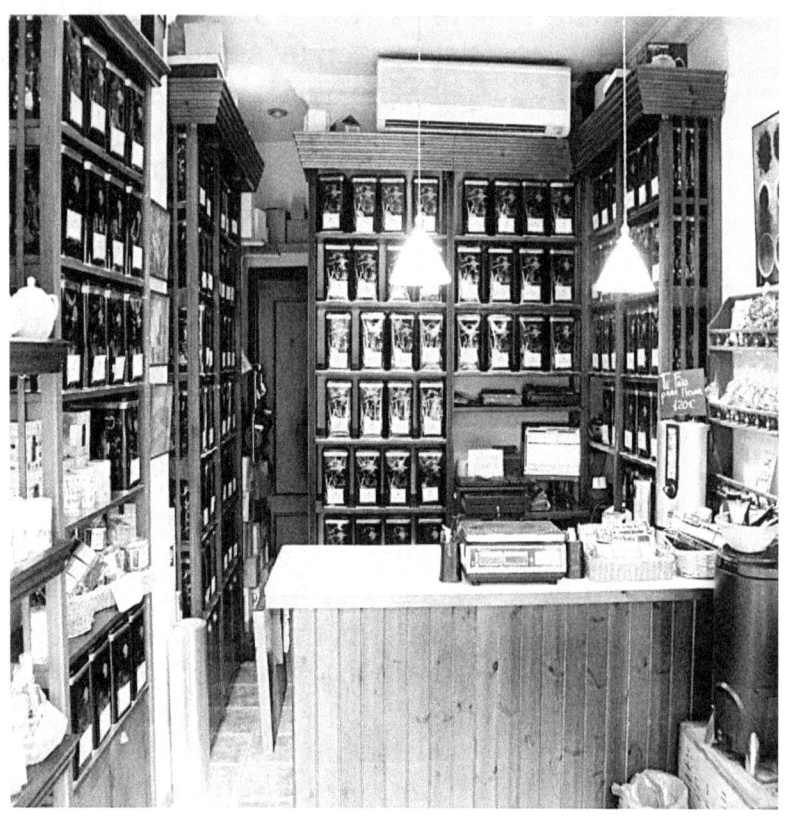

Tienda especializada de té

Consejos para comprar té

Un té de calidad siempre debe comprarse en hojas sueltas, y no en bolsitas.
Los comercios especializados conservan el té en recipientes especialmente diseñados a tal efecto, si al entrar a un comercio de té observamos que nos ofrecen el producto en cestos abiertos, al aire libre, al lado de café, hierbas y especias debemos pensar que existen muchas probabilidades de que el té habrá absorbido olores y sabores de otras sustancias alterando de manera importante su calidad. Por otra parte, si entramos en un comercio de té y este se encuentra conservado en latas perfectamente cerradas, sin ningún producto que pueda contaminar el té, esto nos garantiza que las hojas mantiene toda la frescura, calidad, aroma y sabor original tanto si se trata de té puro como aromatizado, por la tanto es muy importante que el té desde que sale de la plantación hasta que llega a nuestra taza haya sido conservado en condiciones optimas, de ello dependerá la calidad de nuestra infusión.
También debemos valorar la actitud e información que el vendedor que nos atiende nos ofrece, el tiempo de infusión de cada variedad de té, asi como la temperatura del agua, el país de procedencia y el tipo de cosecha, la cantidad de teina y las propiedades de cada tipo de té, la presentación y envasado nos garantizará si estamos en el sitio idóneo para comprar el mejor producto.

El té en la cocina

El uso del té en la cocina está aumentando de forma Importante, generalmente se utiliza un té verde molido llamado matcha, este té se utiliza en Japón para la preparación de la ceremonia del té, aunque el que se utiliza en cocina es de inferior calidad, se utiliza sobre todo en pastelería y en la preparación de helados. También se utiliza la infusión de té, verde o negro, y generalmente aromatizado, para macerar carnes o pescados y después cocinarlos.

La utilización de infusión de té para enriquecer pasteles y tartas está tomando gran auge entre los mas importantes pasteleros.

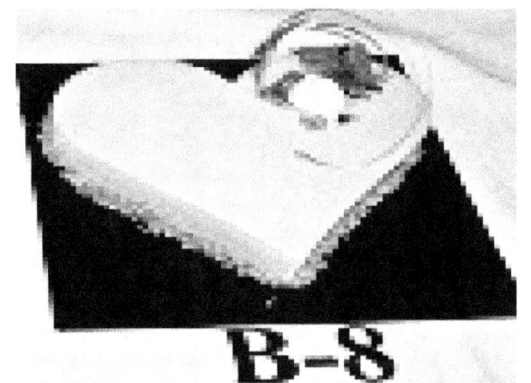

TARTA GRANADA BLEND

En el **VII CONCURSO REGIONAL DE TARTAS DE SAN VALENTIN** celebrado en Ronda el 8 de febrero de 2011 una tarta presentada por D. Ramón Morante Ibáñez de la pastelería Calitos de Guadahortuna (Granada) obtuvo el 3º premio con una tarta llamada Granada Blend y preparada con infusión de una mezcla de té de la tienda GRANADA TEA, Reyes Católicos nº 10 de Granada, esta mezcla es exclusiva de esta tienda y se llama igual que la tarta ganadora, GRANADA BLEND.

Si tienes frío, el té te calentará. Si tienes calor, el té te refrescará. Si estás deprimido, te animará. Si estas excitado, te calmará.